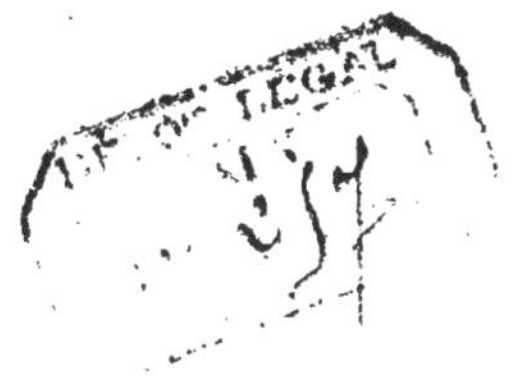

Dr Hubert PÉRICHON
Ex-Interne des Asiles.

De la NÉPHRECTOMIE Dans la Tuberculose Rénale Bilatérale

TRÉVOUX
Imprimerie Jules JEANNIN
Rue du Port
1912

DE LA NÉPHRECTOMIE

DANS LA

TUBERCULOSE RÉNALE BILATÉRALE

Dr Hubert PERICHON
Ex-Interne des Asiles.

De la NÉPHRECTOMIE Dans la Tuberculose Rénale Bilatérale

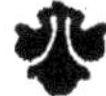

TRÉVOUX
Imprimerie Jules JEANNIN
Rue du Port
1912

A LA MÉMOIRE DE MON PÈRE

A MA MÈRE

A MON FRÈRE

Mon meilleur ami.

A MA GRAND'MÈRE

A MON ONCLE MAURICE

A MA TANTE MARTHE

A MON PRÉSIDENT DE THÈSE

Monsieur le Professeur ROCHET

A MES JUGES

Messieurs les Professeurs LANNOIS, PATEL,

THÉVENOT.

AVANT-PROPOS

Au moment de terminer notre scolarité, nous demandons aux Maîtres de la Faculté de Médecine de Lyon qui se sont plus particulièrement intéressés à nous, l'autorisation de leur adresser un mot de reconnaissance. Reconnaissance faite d'un mélange de respect, de gratitude, de dévouement, qui voudrait leur faire sentir que l'auteur de cet opuscule gardera d'eux un souvenir ému et ineffaçable.

C'est d'abord M. le Professeur Rochet qui nous permettra de le remercier du très grand honneur qu'il nous fait aujourd'hui en acceptant de présider notre thèse. C'est à lui que nous devons l'idée première de ce travail. Nous sommes heureux de rendre hommage au savant clinicien dont les leçons sont si claires et si documentées, et dont l'enseignement pratique est assidument suivi.

C'est aussi M. le Professeur Lannois qui a bien voulu accepter d'être notre juge.

Nous avons suivi avec intérêt ses consultations.

Nous n'oublierons pas ses causeries au lit du malade et ses conseils précieux pour le praticien.

C'est encore M. le Professeur agrégé Patel.

Nous nous souviendrons toujours que c'est lui qui, le premier, s'est occupé de nous et qui, par ses leçons d'anatomie topographique, nous a permis d'asseoir nos connaissances médicales sur des bases solides.

C'est enfin notre Maitre, M. le Professeur agrégé Thevenot.

C'est lui qui nous a inspiré ce travail. Aux heures difficiles, il ne nous a ménagé ni ses encouragements, ni ses conseils. Nous voudrions souhaiter à nos jeunes camarades, étudiants en médecine, de trouver sur leur route un maître aussi affable, aussi dévoué que l'a été pour nous M. le Professeur Thevenot. Il nous a toujours reçu avec une amabilité et une simplicité connues de tous ceux qui l'approchent. Nous n'oublierons jamais ce qu'il a fait pour nous.

Qu'il nous permette de lui adresser ici l'expression de notre vive gratitude et de notre profond dévouement.

Nous prions M. le Professeur Fabre, ainsi que M. le docteur Bourret et M. le docteur Rhenter, qui nous ont enseigné l'obstétrique, de bien vouloir accepter l'hommage de notre reconnaissance.

Grâce aux leçons claires et précises de M. le Professeur Mouriquand, nous avons appris la médecine infantile. Leçons éminemment utiles au point de vue pratique, d'autant plus utiles que cette branche de la médecine est peut-être la plus difficile et aussi la plus nécessaire en clientèle.

Enfin, nous croirions manquer à notre devoir si, avant de terminer cet avant-propos, nous n'adressions un mot de souvenir à M. Bayle, le distingué Secrétaire de la Faculté de Médecine.

Tous les étudiants qui le connaissent apprécient son affabilité et sa bienveillance, tous ont pu se rendre compte qu'il était toujours disposé à leur être agréable et, plus que tout autre peut-être, nous avons bénéficié de ses qualités d'esprit et de cœur. Qu'il nous permette de le remercier très vivement.

Introduction — Historique.

A cette heure où quantité de travaux sur les bacilloses chirurgicales voient le jour, il n'est pas sans actualité d'étudier la néphrectomie dans la tuberculose rénale bilatérale.

Tandis que, d'une façon générale, les indications opératoires semblent se restreindre dans les bacilloses pour laisser une place de plus en plus grande au traitement conservateur, la tuberculose rénale fait exception à cette régle, et le traitement médical compte des partisans dont le nombre va sans cesse grandissant.

Il y a quelques annees, la tuberculose rénale bilatérale était une contre-indication formelle à l'opération, et bien des chirurgiens suivent encore cette ligne de conduite, préconisée par des manuels récents (Fogue 1911, *Précis de chirurgie*. Marion 1911, *Thérapeutique urinaire*), et des publications autorisées (Chevanu 1911, *Journal médical français*).

Des observations nouvelles montrent que la néphrectomie, dans la tuberculose rénale bilatérale, peut être une bonne opération, permettant une longue survie, et même la guérison relative du malade; elles élargissent les indications de l'intervention admise seulement jusque-là, en cas de troubles graves de l'organisme, mis en danger par le rein le plus malade.

Quels sont ces cas favorablement influencés par la néphrectomie ? Quelles sont les indications et les contre-indications de l'opération ? Tel est le sujet, bien limité, de ce travail, que M. le Professeur Rochet a bien voulu nous confier.

C'est dire que nous ne traiterons ici ni la pathogénie, ni la symptomatologie, ni le diagnostic de la tuberculose rénale bilatérale. Nous ne nous occuperons pas davantage de la technique opératoire, et nous n'aurons à envisager les lésions anatomo-pathologiques que si elles constituent une indication ou une contre-indication directe à l'intervention.

Nous n'avons en vue qu'une forme opératoire : la néphrectomie. Le parallèle entre cette opération et la néphrotomie a été établi depuis longtemps : il est inutile d'y revenir : la supériorité de la première opération est unanimement admise.

Avec nos maîtres, MM. Rochet et Thévenot, nous sommes partisans de la néphrectomie primitive. « Nous disons primitive, car nous estimons que la néphrotomie (envisagée comme premier acte d'une ligne de conduite qui doit aboutir à la néphrectomie) expose trop aux infections secondaires, à la tuberculinisation de la plaie opératoire et doit céder le pas à la néphrectomie d'emblée ».

Nous attachant uniquement à l'étude de la néphrectomie, nous ne ferons que signaler en passant les cas, où cette opération étant impossible, on doit, comme à un pis-aller, s'adresser à la ponction rénale ou à la néphrotomie.

Après avoir fait l'*historique* de la question, nous étudierons les *méthodes abstentionniste et interventionniste*, et nous examinerons les *résultats* de cette dernière.

Nous synthétiserons en quelques groupes les *types cliniques* les plus fréquents, soumis à l'examen du chirurgien et la conduite qu'ils imposent à celui-ci : *les indications et contre-indications à la néphrectomie*. Enfin, nous consacrerons quelques lignes au *traitement complémentaire*, surtout médical, pour terminer par une série d'*observations* et nos *conclusions*.

Le problème de l'intervention, quand il y a des lésions rénales bilatérales, est qualifié très justement de *troublant* par le Professeur Teissier. De la conduite du chirurgien peut dépendre le trépas du patient à brève échéance, ou, au contraire, une survie longtemps maintenue et, assez fréquemment même, les apparences d'une guérison stable (3 fois sur les 11 cas de MM. Rochet et Thévenot). C'est là une question de vie ou de mort pour le malade, et l'on conçoit l'intérêt puissant qui s'attache à la précision et à la netteté des indications à la néphrotomie.

Nous ne prétendons point solutionner définitivement un sujet d'une importance aussi capitale. Notre but, beaucoup plus modeste, est d'examiner, à la lumière des quelques faits nouveaux, les progrès de la question, ce qu'on peut attendre de la méthode interventionniste: en quelles occurences elle s'impose au chirurgien, dans quels cas elle est contre-indiquée.

Historique.

L'histoire chirurgicale de la tuberculose bilatérale du rein peut se diviser en deux périodes bien distinctes : la première, où l'abstention est la règle presque absolue, la seconde — depuis le Congrès d'Urologie de 1908, — où les indications de l'intervention se précisent et s'étendent.

Cette seconde période nous intéresse particulièrement, et c'est surtout sur elle que nous insisterons.

1° Période abstentionniste. — Nous nous arrêterons peu sur cette période pendant laquelle la moindre lésion tuberculeuse du second rein est une contre-indication formelle à l'intervention.

La voix de Lange, qui dès 1887 (New-York Médical Journal), préconise la néphrectomie, n'est pas entendue. Pour cet auteur, dans le cas de lésions rénales bilatérales, il faut enlever le rein le plus atteint, si la gravité des symptômes commande l'intervention. — Ses idées ne sont pas admises, et ce n'est guère qu'après vingt ans d'attente, que les chirurgiens tentent peu à peu la néphrectomie dans ces conditions.

En 1902 paraît la thèse remarquable de Lorenzo, élève d'Albarran. « Si les lésions tuberculeuses d'un des deux reins sont très avancées, dit-il, donnant lieu à des phénomènes toxi-infectieux graves, et si l'examen dissocié des urines montre que le rein est à peu près perdu au point de vue de la sécrétion, nous pensons qu'on doit pratiquer la néphrectomie, malgré la bilatéralité des lésions... »

Mais, dans ses conclusions, Lorenzon n'ose plus maintenir cette opinion, il écrit : « La condition indispensable à l'exécution de la néphrectomie, est l'unilatéralité des lésions. »

Guyon et Vigneron, Palet, Michon, Albarran, Pousson, sont à cet époque du même avis.

Jusqu'en 1907, nous voyons Lambert, dans son article sur les indications de la néphrectomie, donner comme condition essentielle l'unilatéralité des lésions. Nous arrivons ainsi en 1908.

2° Phase interventionniste (depuis 1908). — Le Congrès international d'Urologie de 1908, marquant la date initiale où la tuberculose bilatérale du rein entre dans la période chirurgicale, nous intéresse au plus haut point et va nous arrêter un instant.

Congrès international d'urologie de 1908. — Quoique les opinions soient divergentes ; d'une façon générale, les observations sont nettement favorables à la néphrectomie.

Guisy, d'Athènes, est franchement abstentionniste : « L'intervention chirurgicale, *quelle qu'elle soit*, même dans les cas où les altérations tuberculeuses des deux reins sont de degrés ou de gravité inégaux, devient toujours inutile et inefficace. »

Ceccherelli et Brongersma voient dans la bilatéralité des lésions une contre-indication relative, commandant la néphrotomie, mais excluant la néphrectomie.

Pour Herescu, de Bucarest, « dans le cas de tuberculose bilatérale, on ne doit procéder à l'opération que s'il y a indication vitale (par exemple pyonéphrose septique) ».

Zuckerland, qui fit une néphrectomie pour tuberculose bilatérale, suivie de mort, dit que l'intervention « est exceptionnellement indiquée : elle n'a d'autre pouvoir que d'activer l'évolution de la maladie ».

Albarran est plus large dans ses interventions ; voici comment il envisage le problème :

« Si la question de la néphrectomie primitive paraît aujourd'hui jugée dans le cas de lésions unilatérales, il reste encore des doutes en ce qui regarde les indications de cette intervention, lorsque les lésions atteignent à la fois les deux reins. Or, en clinique, on peut évaluer à 15 ou 20 % des cas que nous voyons, la tuberculose bilatérale. »

L'auteur examine deux catégories :

1° Le rein le moins malade présente des lésions cliniquement décelables, de nature bacillaire dans leur origine (tuberculine ou néphrotoxine provenant du rein adelphe), mais non dues à la colonisation de bacilles venus du rein phymateux. Ces cas guérissent après extirpation du rein malade : il n'y a pas tuber culose bacillaire.

2° La bacillose est nettement constatée. Albarran rapporte l'histoire de quatre malades néphrectomisés, le rein restant paraissant susceptible d'assurer la vie et le rein enlevé constituant un trouble profond pour l'organisme. Trois de ces malades sont vivants et améliorés. Déjà, en 1905, l'auteur avait préconisé l'opération.

Carlier, Pousson se rangent à l'opinion d'Albarran,

Au même Congrès, le Professeur Teissier conseille l'intervention dans certains cas où le rein le plus sain est atteint de néphrite même avec bacillurie.

Depuis 1908, Descos et Minet (1909) publient leurs résultats, puis c'est Le Für (1910). La thèse de Landret rapporte plusieurs observations du Professeur Rochet (1910) ; quelques faits nouveaux sont encore signalés par la thèse de Brisset (1911). Le 1er février 1912, nous notons la communication du Professeur Rochet à la Société de Chirurgie de Lyon.

Enfin, en mai 1912, dans un article du *Lyon Chirurgical,* MM. Rochet et Thevenot collationnent 13 cas personnels de néphrectomie dans la tuberculose rénale bilatérale et précisent les indications de l'opération.

En résumé, la question de l'intervention dans la tuberculose rénale bilatérale, n'est posée pratiquement que depuis 1908.

A cette époque, l'accord était loin d'être fait sur la conduite à tenir : pour certains (Guisy, Ceccherelli,

Brongesma), la néphrectomie est toujours contre-indiquée ; pour d'autres (Heresco), l'indication est le danger immédiat pour la vie du malade ; pour Albarran, Carlier, Pousson, il suffit de troubles profonds de l'organisme dus au rein le plus malade pour légitimer l'opération.

Grâce aux observations nouvelles de Desnos et Millet, de Für, Brisset, grâce aux faits rapportés par MM. Rochet et Thevenot, les indications tendent à se préciser de façon plus nette et plus formelle, et à la méthode abstentionniste s'oppose maintenant une autre méthode, interventionniste.

Méthodes abstentionniste et interventionniste

La méthode abstentionniste fut, nous l'avons vu, la première en date et ceci nous explique pourquoi elle est encore seule préconisée dans la plupart des traités classiques et des manuels, qui conseillent l'abstention en face de la bilatéralité des lésions.

Sans remonter à 1906, où pour Castaigne (Debove-Achard-Castaigne, Manuel des maladies des reins), l'unilatéralité de la phymatose seule conditionne l'intervention, nous lisons dans Laffitte : « Le traitement médical est le seul possible, toutes les fois que les deux reins sont envahis. » (*Traité de Médecine*, par Enriquez-Laffitte, Berge-Lamy, 1909).

Dans les traités de Brouardel et Gilbert (1909), de Bouchard, de Le Dentu et Delbet, même opinion est soutenue.

Des manuels plus récents encore (1911-1912) contre-indiquent également l'intervention (Forgue), (Kathery, dans la *Pratique médico-chirurgicale* ;

Marion, dans la *Thérapeutique urinaire,* de la collection Gilbert et Carnot).

Arguments en faveur de l'abstention.

Ils sont de deux ordres :

1° Ceux qui sont dirigés contre la néphrectomie en général ; ils ne nous arrêteront pas ; la question est jugée depuis longtemps et nous renvoyons aux travaux antérieurs sur la tuberculose rénale.

2° Ceux qui sont basés sur la bilatéralité des lésions et qui sont au nombre de trois.

a) Si le rein laissé en place est tuberculeux, il est destiné à une destruction progressive qui provoquera la mort plus ou moins tardivement, nous dit Chevassu dans le *Journal Médical Français* (1911).

L'intervention est donc *inutile.*

b) Si l'on enlevait un des deux reins qui, malgré ses lésions, prend encore une part importante à la sécrétion urinaire, on ne mettrait pas le malade à l'abri des dangers auxquels l'expose un foyer de tuberculose rénale, car le rein laissé en place est aussi tuberculeux et, par contre, on le priverait d'une certaine quantité de glande rénale encore fort utile, écrit Lorenzo dans sa thèse (1902).

L'intervention est non seulement inutile, mais *expose à l'insuffisance urinaire.*

c) L'augmentation de travail que doit fournir l'autre rein resté en place paraît, dans la majorité des cas, aggraver et augmenter les phénomènes et les lésions anatomo-pathologiques, prétend Ceccherelli au Congrès de 1908.

La néphrectomie aggraverait donc la tuberculose du rein restant. Pour les abstentionnistes, il n'y a qu'une ligne de conduite à tenir en face de la bilatéralité des lésions : tenter de ralentir leur marche envahissante par le traitement médical.

Il est hors de notre sujet d'indiquer ici ce traitement ; il repose essentiellement sur les prescriptions hygiéniques (repos, héliothérapie, cure d'air, suralimentation) et médicamenteuses (immuns-korpers, arsenic, etc.) Nous y reviendrons quand nous examinerons les soins complémentaires que comporte la néphrectomie.

Méthode interventionniste.

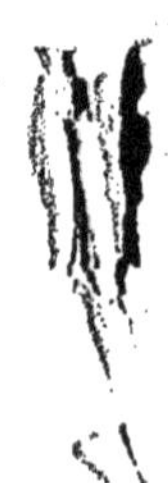

A la méthode abstentionniste, s'oppose la méthode interventionniste. Nous avons vu quels sont les arguments invoqués en faveur de la première. Quelle est leur valeur ?

a) Dans le cas où la lésion est bilatérale, n'est-il pas tout d'abord logique d'enlever le rein, qui entraînerait la mort à brève échéance ? Débarrassé de son foyer infectieux, le malade n'a-t-il pas plus de chances de guérir ? Si malgré tout, il succombe aux progrès de la tuberculose dans le rein adelphe, il y aura gagné une survie qui, nous le verrons, n'est pas négligeable. L'intervention, dans ce cas et pour ces raisons, n'est-elle pas préférable à l'abandon du malade ?

b) La néphrectomie privera-t-elle le malade d'un tissu glandulaire fonctionnellement utile ? Nous ne le croyons pas, si le rein qu'on enlève est fortement lésé. S'il s'agit d'une atteinte légère tout le monde est d'accord pour s'abstenir.

c) Devons-nous craindre que le surcroît de travail aggrave la tuberculose dans le rein restant ? Argument sérieux, auquel ne peut répondre que l'expérience.

Certes si le rein restant est insuffisant, s'il est incapable d'hypertrophie compensatrice, le néphrectomisé est voué à la mort rapide ; mais là encore, devant un rein insuffisant, aucun chirurgien n'interviendra.

La méthode interventionniste peut elle prétendre à la guérison définitive. *A priori*, on pourrait l'espérer, si le rein restant est peu touché. Tous les chirurgiens connaissent les cas de guérison médicale de tuberculose rénale, ou tout au moins des guérisons apparentes.

M. Rochet a présenté, à l'association d'urologie, au mois d'octobre 1910, deux observations qui corroborent cette notion : une femme de 25 ans souffre d'une légère pyurie et de quelques douleurs. Le rein n'est plus gros. L'inoculation de l'urine est positive. La lésion dure depuis six mois et s'est améliorée depuis 2 ans au point de permettre le mariage et une grossesse à terme.

Un jeune homme de 21 ans a une histoire presque superposable à la précédente : légère pyurie intermittente, inoculation positive, durée : six ans. Le sujet néanmoins a grandi, s'est fortifié, et ne songe plus à se faire opérer. Il s'agit là de tuberculose unilatérale.

Dans la bacillose bilatérale, on peut trouver également des malades « qui durent de surprenante façon. » M. Rochet en a observé sept cas, qui durent depuis six à dix ans. Ces malades sont aisés, peuvent se reposer à tout nouveau malaise et suivent un traitement médical sévère.

Ce sont des malades jeunes, de 20 à 25 ans, en bon état général, sans fièvre, sans gros rein et ayant des douleurs vésicales supportables.

Quelques accès de pollakiurie, douleurs, urines troubles ou louches, à intervalles plus ou moins éloignés, voilà tout ce qu'on observe chez eux.

Si l'un des reins avait mis, il y a six à dix ans, les jours d'un de ces malades en danger et si l'on n'avait pas pratiqué la néphrectomie on voit de quelle survie on les aurait privés.

Un auteur allemand, G. Ekehorn, a publié au mois de mai 1910, quelques considérations intéressantes sur l'évolution et la terminaison de la tuberculose rénale, à propos d'un certain nombre de cas avancés, pour la plupart non opérés.

Dans la littérature médicale, on ne rencontre que peu de données concernant l'évolution de la tuberculose, plus ou moins livrée à elle-même. Les auteurs se contentent généralement de déclarer qu'il y a indication très nette de la néphrectomie, mais ils ne disent pas ce que deviennent les malades non opérés. M. Ekehorn tente de combler cette lacune avec les données cliniques dont il dispose. Dans tous les cas, le diagnostic avait été confirmé par la présence des bacilles de Koch dans les urines.

Les faits qui servent de base à cette étude sont au nombre de quarante-trois. Quatre malades sont probablement morts.

Un groupe de huit patients étaient encore vivants au moment de cette investigation. Parmi ces huit patients, *quatre sont complètement guéris*, c'est-à-dire exempts de tous symptômes de tuberculose rénale ; mais deux d'entre eux qui purent être examinés sont albuminuriques.

Chez un troisième, une tuberculose locale est apparue sur un autre point du corps. Pour les trois autres, la tuberculose vésicale paraît continuer son évolution. La durée moyenne actuelle de la maladie, pour cette classe, est de huit ans. Un groupe de six malades ayant été opérés montre deux formes de guérison par exclusion.

Cette longue survie et la forte proportion des malades qui en bénéficient militent en faveur de la néphrectomie dans la tuberculose rénale bilatérale, toutes les fois que l'état d'un rein mettra l'organisme en danger.

L'intervention est d'autant plus logique que le rein le plus lésé est dangereux, non seulement pour l'organisme entier et les voies inférieures, mais encore et surtout pour le rein congénère sur lequel il va déterminer des lésions néphritiques par ses néphrotoxines ou sa tuberculine. Le Professeur Teissier a fortement insisté sur ce rôle, au Congrès d'Urologie de 1908. « J'estime, dit-il, que l'intégrité absolue apparente du rein opposé à l'organe condamné, ne doit plus rester la condition requise qui doit dicter l'intervention. On peut et on doit opérer, même en cas de néphrite légère, même en cas de perméabilité un peu réduite, et même de bacillurie discrète du côté opposé, car il *n'y a pas de plus grand danger pour le rein sain que le rein malade*, dont les néphrotoxines vont constamment menacer les épithelmines de son congénère. Il semble même que, à l'exemple de l'ophtalmie sympatique, qui dicte sans retard l'énucléation, *la menace de lésions naissantes dans le rein considéré comme primitivement sain impose la néphrectomie d'urgence*, à condition, bien entendu, que le rein respecté soit encore en état de suffire à l'accomplissement d'un fonctionnement de suppléance et que les lésions tuberculeuses ne soient pas en évolution aiguë ».

Lorsqu'un des reins est très malade, quel intérêt y a-t-il à laisser cet organe fonctionnellement inutile, puisque le sujet est, en fait, placé dans les mêmes conditions et exposé aux mêmes dangers qu'un néphrectomisé ?

Sans doute, la tuberculose peut continuer à évoluer dans le rein restant, mais la méthode interventionniste équivaut à un excellent traitement palliatif: elle fait cesser tous les malaises que causait le rein laissé en place.

La question se ramène à celle-ci : du fait de ses lésions, le malade est le plus souvent condamné ; survivra-il plus longtemps après l'ablation du rein le plus malade; ou mourra-t-il plus vite du fait d'avoir laissé ce rein en place ?

Une méthode clinique ne se juge pas *à priori*, mais

d'après ses résultats. Or, la clinique nous montre que dans les formes fébriles ou douloureuses la mort du sujet arrive rapidement.

Il existe une seule chance de salut pour obtenir la survie : la néphrectomie ; il est rationnel d'intervenir puisque l'abstention tue le malade. Quelle est la durée de cette survie ? Quels sont les résultats de la néphrectomie dans la tuberculose rénale bilatérale ?

Le dépouillement des observations nous permettra de répondre de façon précise.

Aucune glose ne saurait prévaloir contre l'éloquence des faits. Aussi, pour juger de la valeur de la méthode interventionniste, le procédé le meilleur consiste à collationner les observations et à rechercher l'avenir éloigné des malades opérés. Le simple rapprochement des néphrectomisés et des non opérés nous fixera sur les qualités thérapeutiques de l'intervention chirurgicale.

Résultats de la néphrectomie dans la tuberculose rénale bilatérale.

Il est deux façons d'interroger les faits : l'une procède en masse ; elle consiste à recueillir tous les cas connus pour en tirer une statistique imposante ; la seconde repose sur l'analyse minutieuse d'un nombre plus restreint d'observations, présentant un caractère d'analogie et de similitude, qui permet d'en tirer non seulement des chiffres, mais des conclusions détaillées et précises.

Nous pensons qu'il est plus intéressant et plus fructueux d'analyser séparément des séries opératoires dues au même chirurgien, que de résumer en bloc un grand nombre de cas, ne présentant entre eux aucun lien commun. La valeur des statistiques globales nous importe médiocrement ; au contraire, de petites séries mieux observées, nous pouvons dégager les meilleures indications opératoires et toute l'importance thérapeutique d'une méthode appliquée à la complexité réelle des cas cliniques. Cette complexité clinique, on doit en faire abstraction en envisageant les grandes séries ; on peut en tenir compte dans les petites. Or justement, ce qui nous intéresse dans la méthode, ce n'est pas son passé, mais son avenir : son application future aux cas qui se présenteront au chirurgien.

Au reste, le procédé par analyse d'observations dues au même chirurgien, a fait ses preuves dans l'étude de la néphrectomie pour tuberculose unilatérale. Ce n'est que lorsqu'on est entré résolument dans cette voie que la valeur de l'opération et des indications ont été nettement précisées. Lorenzo écrit :

« Toutes les statistiques globales sont composées d'éléments trop hétérogènes, malgré l'autorité qui se rattache aux noms des chirurgiens qui y figurent, pour qu'on puisse tirer des conclusions sur la valeur d'une opération. C'est pourquoi nous avons pensé qu'il y aurait quelque intérêt à faire connaître la statistique intégrale et complète des interventions pratiquées par le même chirurgien pour la tuberculose rénale, avec leurs résultats éloignés, qui seuls ont de la valeur quand il s'agit de juger l'efficacité d'une opération ou d'une méthode thérapeutique.

Résultats.

MM. Rochet et Thévenot ont analysé une série de quatorze observations, avec néphrectomie dans la tuberculose rénale bilatérale. Le résultat global de la statistique nous intéresse peu et nous devons diviser ces observations en deux catégories : *dans l'une, l'un des reins est peu touché ; dans l'autre, les deux reins sont très malades et le patient est voué d'emblée à une mort rapide.*

1re Catégorie. — Les malades de la première catégorie sont au nombre de 11.

« 6 sont encore vivants. L'état de 3 d'entre eux (obs. I, VII, X) est des plus satisfaisants, soit au point de vue urinaire, soit au point de vue général. Dans les observations II, V et VI, le résultat éloigné est moins bon ; des phénomènes de cystite persistent encore, mais ils paraissent traduire moins une tuberculose du rein resté en place qu'une persistance de l'infection de l'uretère correspondante au rein enlevé, au moins pour les malades obs. V et VI ».

Un seul malade a succombé assez rapidement (trois semaines après son opération) par diminution progressive de la sécrétion urinaire (obs. XI). « Quatre autres sont morts plus tardivement. Le malade de l'observation IV eut une amélioration qui dura environ un an, puis des accidents de tuberculose urinaire reparurent, qui finirent par l'emporter. Le sujet qui a fait l'objet de l'observation IX a survécu dix mois à son opération ; la mort est imputable, chez lui, non pas à une lésion du rein opposé, ainsi qu'on aurait pu le croire de son vivant, mais à une généralisation de sa tuberculose. Le malade de l'observation III est décédé deux ans après son opération. Le malade de l'observation VIII semble avoir été emporté, un an après l'opération, par une maladie intercurrente autre qu'une insuffisance du rein laissé en place. » (Rochet et Thévenot).

Les auteurs ne considèrent pas le cas d'une autre malade opérée récemment (septembre 1911) et dont le résultat, excellent d'ailleurs, ne peut encore figurer dans leur étude, comme n'étant pas assez éloigné.

Survie. — Il résulte de ce qui précède que sur 11 opérés :

1 fut emporté en 3 semaines ;

3 vécurent environ 1 an ;

1 succomba 2 ans après la néphrectomie ;

6 ont actuellement une survie variant entre 2 et 4 ans ;

Et sur ces 6, trois jouissent d'une parfaite santé.

« Si l'on songe que ces 11 sujets étaient très probablement, de par l'inoculation, atteints de tuberculose bilatérale, on voit que dans l'ensemble, les résultats du traitement sont encourageants. »

Indications de l'intervention. — L'opération fut indiquée par la gravité des lésions d'un rein, contrastant avec l'état relativement satisfaisant de l'autre.

Lésions du rein enlevé. — Le plus souvent il s'est agi de pyonéphrose (obs. I, II, III, V et X). On relève la périnéphrite quatre fois, soit sous forme de phlegmon (obs. II), sous forme lipomateuse (obs. III) ou sous forme d'adhérences (obs. V).

Lésions du rein restant. — Dans tous les cas il s'est agi de reins ne donnant pas de signes cliniques de bacillose : il y avait simplement résultat positif à l'inoculation du cobaye. On note cependant l'existence d'urines louches dans les observations V, VIII et X. Dans cette dernière observation, le méat uretéral paraît malade.

Causes de la mort. — Une fois elle est due à la généralisation tuberculeuse (obs. IX), une autre fois à une affection intercurrente (obs. VIII). Les faits qui nous intéressent sont ceux où le malade a succombé par l'insuffisance du rein restant.

Dans l'observation XI, le sujet meurt 3 semaines après la néphrectomie, emporté par l'insuffisance urinaire. Le rein enlevé était nettement pyonéphrétique : le malade n'est donc pas mort du fait de la néphrectomie, qui ne pouvait que lui donner des chances de survie.

Il ne reste donc sur les 11 cas que deux observations (III et IV) *où la mort fut causée par l'évolution de la tuberculose dans le rein restant.* Encore ces cas ont-ils donné une survie de un an et deux ans, que n'eut pas donnée l'abstention (état général périclitant dans l'observation III. — Douleurs intolérables dans l'observation IV).

Autre Catégorie. — Deux observations se rapportent à la néphrectomie dans des cas où *les deux reins sont très malades.*

Dans ces deux cas (obs XII et XIII), les malades meurent la semaine même de l'opération, par insuffisance du rein restant.

Séries diverses. — A côté de la série observée par MM. Rochet et Thévenot, nous devons signaler quelques autres séries bien connues : celles d'Albarran, de Desnos et Minet, de Le Für.

Albarran a pratiqué la néphrectomie chez quatre malades, dont un des reins, quoique tuberculeux, lui paraissait encore susceptible d'assurer la vie, alors que le rein enlevé était cause de troubles profonds de la santé générale. Trois de ces malades continuent à vivre depuis longtemps (1908) ; le quatrième est mort, avec des phénomènes urémiques, plusieurs mois après l'intervention.

Desnos et Minet (1909) ont vu la chute de la fièvre, et un relèvement de l'état général, chez des malades opérés dans ces conditions, et dans deux cas, une survie de deux à quatre ans. Deux autres malades opérés par eux, il y a quatre ans, ont une existence très supportable malgré la tuberculose de leur rein unique.

Les statistiques précédentes nous ont donné les résultats de la méthode interventionniste ; ils nous fixeront également sur ses indications et contre-indications.

Celles-ci reposent sur la connaissance des formes cliniques et de l'évolution de la maladie, qui nous permettra de prévoir, dans une certaine mesure, la survie dont peut être assuré le malade. C'est donc l'état fonctionnel et anatomique du rein qui dictera la conduite du chirurgien.

Formes Cliniques de la Tuberculose rénale.

Nous étudierons dans ce chapitre les différentes formes cliniques que peut affecter la tuberculose rénale bilatérale, en nous plaçant au point de vue spécial des indications et contre-indications à la néphrectomie.

Etat des Reins.

Cet état des reins, nous pouvons aujourd'hui le connaître avec une assez grande précision, grâce aux méthodes d'investigations modernes. Il serait hors de notre sujet de faire ici un chapitre de semeïologie rénale. Nous renvoyons pour l'étude des moyens d'exploration du rein et de sa ponction aux traités spéciaux. Nous rappellerons simplement d'une façon schématique les procédés mis en œuvre.

Nous examinerons successivement l'exploration fonctionnelle, et l'exploration anatomique du rein.

1° *Exploration fonctionnelle.* — Elle doit nous renseigner sur la fonction séparée de chacun des reins, les urines étant recueillies par cathétérisme urétéral, ou à son défaut par la séparation intravésicale des urines.

Examen de l'urine. — Il se compose de l'étude *histo-bactériologique* (inoculations, bacilles, cylindres) ; de la recherche des *constantes physiques* (quantité, densité, point cryoscopique) et de l'*analyse chimique* (albumine, sucre, urée, chlorures, etc.).

L'importance de la *bonne teneur en urée et en chlorures* d'un rein est considérable pour prouver son bon fonctionnement.

Etude des éliminations provoquées. — On procédera aux épreuves du bleu de méthylène, de la phlorizine, de la polyurie expérimentale, et surtout du carmin indigo. Cette dernière a un grand intérêt; le cathétérisme durant assez de temps pour bien analyser la variabilité dans l'élimination du bleu.

Examen anatomique. — La *palpation* joue un rôle considérable : elle sera appliquée selon les procédés de Guyon, Glénard, Israël. On recherchera les *points douloureux rénaux* (costo-vertébral, musculaire, sous costal, uretéraux supérieur, moyen, inférieur, sus intra-épineux, inguinal, sus-iliaque latéral). La radiographie donnera de précieux renseignements.

Formes anatomiques. — On arrivera ainsi au diagnostic de la lésion et de sa forme. On a divisé ces formes d'après l'anatomie pathologique en *milaire aiguë, hydronéphrotique, infiltrée, nodulaire, mas-*

sive, ulcéro-caséuse, pyonéphrotique, néphritique, etc.

Au point de vue qui nous occupe, il nous suffira d'une classification beaucoup plus simple. Avec le professeur Rochet et son élève Landret, **nous distinguons le rein peu ou très malade.**

Rein peu malade. — Nous entendrons par rein peu malade, celui dont l'urine donne une inoculation nettement positive. Cette urine peut présenter divers aspects : tantôt absolument limpide, tantôt claire, avec petits grumeaux en suspension, parfois simplement louche dans l'ensemble. Cette urine, qui peut contenir un peu d'albumine et même des cylindres hyalins, a une bonne teneur en urée et en chlorures.

Suivant les caractères de cette urine et les signes cliniques fournis par l'exploration rénale, nous distinguerons plusieurs degrés, dans l'atteinte de ce rein peu malade.

a) *Tuberculose latente.* — Le rein ni gros, ni douloureux, ne présente aucun signe clinique de bacillose.

Les urines sont claires, mais leur inoculation est nettement positive. — Une première question se pose : devons-nous considérer ce rein comme tuberculeux ?

Nous le pensons. Le professeur Teissier a insisté sur la rareté de la bacillurie sans lésions rénales. Les communications simultanées de Besançon, Philibert et de Vidal concordent pour affirmer cette rareté de la bacillurie chez les tuberculeux pulmonaires sans tuberculose rénale. L'inoculation est le moyen le plus sûr, pour nous renseigner sur la tuberculinisation d'un rein. Nos maitres, MM. Rochet et Thévenot, auxquels nous laisserons la parole, disent à ce sujet : « Il y a tuberculose bilatérale, lorsque l'inoculation au cobaye est positive des deux côtés. On nous objectera, encore une fois, que cette constatation n'est pas une preuve absolue, et que nous pouvons confondre de la sorte lésion tuberculeuse du rein, et simple bacillurie, due, par exemple, à l'élimination des bacilles du rein malade. A cela nous répondrons que notre conviction se fait de plus en plus que la bacillurie sans lésion rénale est souvent suspecte. Qu'il s'agisse des microbes ordinaires, de la suppuration ou du bacille de Koch, les germes pathogènes ne traversent pas un rein sans l'altérer plus ou moins rapidement.

Sans doute, les lésions que l'on observe sont minimes, quelquefois transitoires et peuvent disparaitre sans laisser de traces. Elles peuvent cependant persister et évoluer à la longue ; seulement elles restent muettes et ne se manifestent par aucun symptôme. Ne connait-on pas, à l'heure actuelle, des abcès latents du rein, même assez gros ? Ne constate-t-on pas souvent, au cours des interventions, des lésions tuberculeuses fermées et circonscrites, dont l'existence échappe à nos moyens actuels d'investigation ? Aussi, n'hésitons-nous pas à conserver, comme un bon moyen de diagnostic de la lésion rénale tuberculeuse, l'inoculation de l'urine aux cobayes.

Une de nos observations (obs. V) tendrait toutetefois à faire admettre que l'inoculation positive au début correspondait à une bacillurie simple. »

b) *Rein albuminurique.* — A l'inoculation positive peut se joindre une albuminurie inférieure à 1 gr. Des cylindres hyalins peuvent abonder dans le liquide et l'on peut même trouver un petit nombre de cylindres granuleux. La teneur en urée et chlorures reste bonne.

Rein très malade.

Nous appellerons rein très malade, celui dont la valeur fonctionnelle est notablement diminuée et qui donne, outre l'inoculation positive, de l'urine tout à fait purulente. Nous appellerons encore rein très malade, celui dont le cathétérisme est rendu impossible par oblitération de l'uretère, le rein étant transformé en une pyonéphrose plus ou moins fermée. Dans ce dernier cas, la palpation permet de constater une véritable tumeur rénale, à cause du volume des abcès, ou de la rétention purulente.

Classification.

MM. Rochet et Thévenot, Brisset, Landret distinguent trois grandes catégories de malades, suivant que :

1° Un rein est très malade, gros, nettement suppuré, et l'autre peu ;

2° Qu'ils sont tous deux peu touchés ;

3° Qu'ils sont tous deux très atteints.

Nous examinerons successivement chacune de ces catégories.

I. — UN REIN EST TRÈS MALADE L'AUTRE PEU

Avec Braun et Cruet, nous les grouperons en trois séries, suivant que :

1° Le rein le plus malade fonctionne très mal, ou même ne fonctionne plus du tout ; le rein du côté opposé, quoique malade, fonctionne encore suffisamment. Toutefois, *absence de danger immédiat pour l'organisme.*

2° Le rein le plus malade est complètement détruit et constitue, par la rétention purulente, la fièvre qu'il donne, etc., un *danger pour l'organisme.*

3° Par suite de la tuberculose avancée d'un des reins, les phénomènes généraux sont tels que le malade est arrivé au dernier terme de la *cachexie* tuberculeuse. Il devient presque un *nolli me tangen.*

1° Le rein inutile n'est pas un danger immédiat pour l'organisme.

Le rein le plus sain peut être atteint par une tuberculose latente ou bruyante, mettant d'elle-même l'organisme en péril. D'autre part, le rein inutile, sans être encore un danger, peut déjà devenir une menace par son retentissement sur l'autre rein, sur les voies inférieures, ou sur l'état général. Envisageons successivement ces différents types.

a) Tuberculose latente du rein le plus sain. — Il s'agit de malades présentant un gros rein, plus ou moins nettement suppuré, avec les points douloureux classiques: parfois quelques hématuries ; toutefois, l'état général est satisfaisant, le sujet ne semble pas profondément atteint. Le cathétérisme des uretères montre que les urines du rein congénère sont claires le plus souvent ; leur inoculation est cependant positive. D'autre part, ce rein n'est ni gros, ni douloureux et ne présente aucun signe clinique de bacillose.

b) LE REIN LE PLUS SAIN EST MENAÇANT. — Il ne s'agit plus là de tuberculose latente. Si l'on se reporte à l'observation XIV, due à Carlier (Congrès international d'urologie, 1908), l'on trouvera l'histoire d'une malade, dont un rein est supprimé fonctionnellement, tandis que l'autre, présentant des lésions assez avancées de bacillose, est *encore suffisant*. Ce dernier rein cause à la malade un amaigrissement extrême, l'appétit est nul, les mictions sont continuelles et extrêmement pénibles ; en un mot, l'état général décline rapidement.

c) LE REIN LE PLUS SAIN SUBIT L'INFLUENCE DU CONGÉNÈRE. — Ici, il s'agit encore de bacillose latente d'un rein, le cathétérisme urétéral montre que ce rein donne des urines albuminuriques, avec inoculation positive. L'examen cystologique montrera tantôt des cylindres hyalins en grand nombre, tantôt la prédominance de cylindres granuleux.

Parfois le rein le moins bacillaire présente, sous l'influence des néphrotoxines du congénère, soit de la *néphrite hydropigène*, soit de la *néphrite hématurique*.

d) LE REIN LE PLUS MALADE RETENTIT SUR LES VOIES INFÉRIEURES. — Il s'agit de malades qui commencent à présenter des phénomènes de cystite tuberculeuse, de la cystalgie. L'examen cystoscopique montre des lésions discrètes ; le méat uretéral du côté le plus malade présente des altérations caractéristiques.

e) Le rein le plus malade retentit sur l'organisme. — Sans être un danger *immédiat* pour l'organisme, le rein le plus atteint tend à faire prendre au malade l'habitus de l'urinaire décrit par Guyon.

Il y a de l'amaigrissement, de la dysphagie buccale, de l'anorexie ; les poussées fébriles sont assez fréquentes. Localement, on trouve un rein gros, qui déverse des quantités considérables de pus et entraîne parfois des hématuries abondantes et des douleurs intolérables. Ces cas forment la transition entre la catégorie précédemment étudiée et le groupe suivant.

2° Le rein inutile est un danger immédiat pour l'organisme.

Tantôt il s'agit d'un phlegmon périnéphritique ; tantôt c'est l'infection surajoutée intra-rénale qui menace directement la vie du sujet. Parfois le malade est en proie à des douleurs excessivement violentes soit rénales soit vésicales, transformant la vie en un véritable martyre. D'autres fois ce sont des hématuries abondantes et rebelles qui saignent et anémient le patient, ou l'abondance de la suppuration qui l'épuise.

3° Cachexie très avancée du malade.

Nous n'esquisserons pas ici le tableau bien connu et classique du cachectique urinaire voué à une mort rapide et fatale.

II. — LES DEUX REINS SONT PEU TOUCHÉS.

Il s'agit de malades chez lesquels les signes cliniques sont réduits au minimum : on trouve parfois quelques douleurs lombaires ; hématuries rares, peu abondantes, survenant sans cause ; un peu de polyurie et de pollakiurie. Les urines sont troubles, quelquefois claires ; toujours positives à l'inoculation. L'état général est bon.

III. — LES DEUX REINS SONT TRÈS MALADES

Les points douloureux classiques sont constants. La palpation permet de reconnaître deux reins gros, sensibles à la pression. Les malades sont devenus des pisseurs de pus. Les voies inférieures sont tuberculisées. Les symptômes vésicaux sont intenses : la cystalgie rend la vie du malade intolérable. — L'état général est mauvais : des hématuries abondantes, une suppuration très abondante, des accès fébriles répétés, traduisant la rétention ; les infections secondaires ; parfois la généralisation, menacent la vie du malade. Chacun des deux reins constitue un danger de mort pour l'organisme.

Indications et Contre-Indications.

Les indications et contre-indications à la néphrectomie sont de nature multiple ; elles peuvent être *d'ordre général* ou *local*.

A) D'Ordre général.

Elles relèvent de l'âge, de l'état général, de la situation sociale du sujet.

1° Age. — S'il s'agit d'un sujet avancé en âge, la néphrectomie est contre-indiquée. On sait, en effet, que la tuberculose rénale met assez souvent six à huit ans pour évoluer. On sait aussi que le vieillard supporte fort mal les opérations. « Les vieilles femmes meurent d'une périnéoraphie, disait Laroyenne ». A fortiori, le sénile fera donc difficilement les frais d'une intervention telle que la néphrectomie et les suites opératoires qu'elle comporte.

2° L'Etat général du Sujet est très important à considérer. Si le malade est dans un état de cachexie ou de faiblesse accentuée, et que ce mauvais état général ne soit pas causé par un rein, il y a contre-indication à l'intervention. Le plus souvent on se trouve en présence de cachexie tuberculeuse, de diabète, etc. Il s'agit là d'individus à moitié mort : une opération n'est pas une autopsie.

3° État Social. — Dans les cas discutables, il y aura tendance à l'intervention chez un malade qui ne peut suivre correctement le traitement médical, trop complexe et trop onéreux.

Les indications seront au contraire réalisées au maximum chez un individu jeune, vigoureux, non taré, et s'il s'agit d'un tuberculeux-pulmonaire, les lésions devront être discrètes et peu avancées.

B) D'Ordre local.

Nous examinerons successivement l'état local des viscères, et surtout du système uro-génital.

1° DES VICÈRES. — Il est évident que toute affection qui condamne le malade à brève échéance contre-indiquera l'intervention. Il en est ainsi d'un néoplasme à marche rapide ou inopérable, etc.

La contre-indication la plus fréquente est la Tuberculose-Pulmonaire. Une atteinte légère ne saurait empêcher l'intervention : Albarran et Lorenzo, Reynaud, etc., ont publié des observations où à la suite d'une néphrectomie le patient jouissait d'une santé plus florissante. Il n'en est plus de même, si les lésions sont avancées. Comme le fait remarquer le professeur Rochet ; « le malade étant un tuberculeux, il n'est pas garanti absolument d'une poussée nouvelle pour l'avenir, sa prédisposition pouvant persister malgré l'opération radicale qu'il a subie. »

Enfin, quand les lésions pulmonaires sont inguérissables, quand l'individu est phtisique, son arrêt de mort est signé, la contre-indication à l'intervention devient absolue.

2° SYSTÈME URO-GÉNITAL.

Nous examinerons successivement l'état des reins, des voies inférieures et des glandes génitales.

a) ETAT DES REINS.

Nous avons distingué trois grandes catégories cliniques :

1°) Un rein est très malade ; l'autre peu ;

2°) Les deux reins sont peu touchés ;

3°) Les deux reins sont très malades.

Etudions les indications et contre-indications à l'intervention dans ces trois catégories.

I. — CATÉGORIE : UN REIN EST TRÈS MALADE ; L'AUTRE PEU.

C'est le groupe chirurgical par excellence ; en effet, l'un des reins est supposé fonctionnellement suffisant, tandis que l'autre est inutile ou dangereux. On conçoit que l'indication est d'autant plus grande que l'un des reins est plus sain et l'autre plus malade : d'où la distinction de plusieurs degrés dans les indications opératoires.

Nous avons vu dans le chapitre clinique que cette catégorie se divisait en trois sous-groupes :

1° Le rein le plus malade fonctionne très mal, ou même ne fonctionne plus du tout ; le rein du côté opposé, quoique malade fonctionne encore suffisamment. Toutefois, *il n'y a pas danger immédiat pour l'organisme.*

2° Le rein le plus malade est complètement détruit, et constitue, par la rétention purulente, la fièvre qu'il donne, un *danger pour l'organisme.*

3° Par suite de la tuberculose avancée d'un des reins, les phénomènes généraux sont tels que le malade est arrivé au dernier terme de la *cachexie* tuberculeuse, il devient presque un nolli me « *tangere.* »

Quelles sont les indications et les contre-indications à la néphrectomie dans ces trois sous-groupes ?

1° Le rein inutile n'est pas un danger immédiat pour l'organisme.

Nous avons distingué plusieurs formes :

a) Tuberculose latente du rein le plus sain (urines claires, inoculation positive). — L'intégrité fonctionnelle du rein le plus sain, est-elle une indication absolue à l'intervention ? Beaucoup de chirurgiens répondent par l'affirmative dans le cas de tuberculose unilatérale. Leur opinion peut également se soutenir dans le cas de tuberculose rénale bilatérale, puisque le rein le plus sain est légèrement touché, c'est-à-dire susceptible de guérir médicalement, ou tout au moins de permettre au malade une longue survie à laquelle s'opposent certainement les progrès de la maladie dans l'organe adelphe.

Si le rein le plus malade ne donne que de la pyurie légère, quelques hématuries, de rares douleurs ; s'il n'y a ni hémorragies rebelles, ni cystalgie intolérable, ni pyonéphrose ; si, d'autre part, les voies inférieures sont intactes, l'hésitation est de mise.

Il faut attendre, croyons-nous, avant de priver le malade d'une certaine quantité de tissu glandulaire utile ; il faut attendre, parce qu'à ce stade la maladie peut durer très longtemps sans aggravation (observations Rochet, [illegible], etc.)

Mais cette attente n'est pas un abandon : c'est une étroite surveillance du malade auquel on impose un traitement médical sévère ; c'est une expectation armée : il faut être prêt à intervenir si une indication surgit.

b) Le rein le plus sain est menaçant. — C'est le cas de l'observation de Carlier (obs. XV). Quelle conduite tenir en cette occurrence, où il ne s'agit plus de tuberculose latente, comme dans la série observée par MM. Rochet et Thévenot ? La néphrotomie du rein le plus sain et la néphrectomie opérée sur le rein fonctionnellement supprimé ont donné à Carlier un beau succès.

c) Retentissement néphritique du rein le plus malade sur son congénère.

Quelle doit être la conduite du chirurgien ? Teissier et Albarran, au Congrès de 1908 ; Landret, en 1909 ; et Brisset, en 1910, l'ont précisée nettement. Albuminurie et cylindrurie sont dues à l'influence imitative du rein le plus malade sur son congénère : elle disparaitra avec la cause, c'est-à-dire par la néphrectomie, ainsi que le professeur Rochet l'a observé dans deux cas (thèse de Landret).

Les indications varient avec les différentes variétés de néphrite.

1° S'agit-il d'*albuminurie simple* (0 gr. 30, 0 gr.50

centigrammes) sans cylindres, ou avec cylindres peu nombreux, sans signes brightiques, « on peut, et on *doit opérer*, dit le Professeur Teissier, même en cas de néphrite légère, même en cas de perméabilité un peu réduite, et même de bacillurie discrète, car il n'y a pas de plus grand danger pour le rein sain que le rein malade, dont les néphrotoxines vont constamment menacer les épithelmines de son congénère ».

Guisy, Héresco, Brongesma, Illyès, Nicolich, Carlier, Baldaert, préconisent aussi la néphrectomie.

2° *L'albumine dépasse le gramme ;* les cylindres granuleux sont plus nombreux, mais encore en petit nombre.

L'indication est discutable. La voici, telle que la pose le professeur Teissier et telle, croyons-nous, qu'elle peut s'appliquer à la tuberculose rénale bilatérale, sauf contre-indications spéciales :

« La décision opératoire est basée sur le degré de perméabilité et de capacité fonctionnelle du rein qui doit rester en place, la présence d'éléments anatomiques dans l'urine de ce rein étant moins à considérer que sa valeur fonctionnelle. »

« Si la perméabilité n'est pas trop réduite et ne dépasse pas, par exemple, le tiers de la perméabilité normale, on peut opérer.

« Le degré de perméabilité et de capacité fonctionnelle du rein opposé au rein très malade sera établie sur :

1° La valeur cryoscopique de l'urine ;

2° La quantité d'urée éliminée ;

3° Les résultats de l'épreuve à la phlorizine.

« On pourra opérer si l'épreuve de la phlorizine est positive, la quantité d'urée éliminée suffisante, le point cryoscopique suffisant.

3° *L'albuminurie* est abondante, accompagnée de *cylindres granuleux en grand nombre*, traduisant de profondes lésions rénales ; l'intervention, qui deviendrait fatalement mortelle, est alors formellement contre-indiquée.

4° La *néphrite hydropigène* bien décrite par Albarran contre-indiquera également l'intervention.

5° Dans la *néphrite hématurique* d'Albarran, l'opération est nettement indiquée. Cet auteur rapporte l'observation d'une malade épuisée par une tuberculose de son rein droit, et dont le gauche donnait du sang en abondance. La guérison fut complète après néphrectomie droite ; guérison maintenue après neuf ans d'observation.

En résumé, quand le fonctionnement du rein restant est suffisant, l'albuminurie, loin d'être une contre-indication, est une indication à la néphrectomie qui débarrassera l'organisme de l'épine irritative constituée par le rein le plus malade.

d) Le rein le plus malade est une menace, non encore un danger. Quelle conduite tenir en présence de tels malades ? — La série observée par Messieurs Rochet et Thévenot, en l'absence de mortalité immédiate, semble indiquer la *néphrectomie primitive :* un rein est inapte à sa fonction ; il constitue un danger d'infection qui ne tardera pas à plonger le malade dans une cachexie prochaine ; il convient de l'enlever.

Cependant, Brisset est partisan de l'abstention. Il ajoute : « Si, l'état général restant satisfaisant, le pus est abondant dans les urines et si par sa rétention passagère il occasionne des douleurs vives et intolérables, la néphrotomie nous paraîtrait alors indiquée, comme devant faire cesser ces symptômes, rendant pénible l'existence au malade. Par l'ouverture du rein, par l'expulsion consécutive de la collection purulente, le tuberculeux rénal verra se relever son état général, diminuer ses souffrances et pourra peut-être, ultérieurement, subir une néphrectomie. »

Nous avons dit dans l'introduction pourquoi, avec M. Rochet et Thévenot, nous préférions la néphrectomie primitive à la néphrotomie qui expose trop aux infections secondaires.

En résumé, dans ce cas, la *néphrectomie est discutable* : « Les divergences sont d'ailleurs peut-être plus apparentes que réelles ; elles portent sur des questions de principe, d'orientation générale, qui n'ont rien d'absolu, et l'attitude vis-à-vis de chaque cas particulier est essentiellement affaire d'appréciation clinique. » (Rochet et Thévenot).

Cependant nous conclurons à l'intervention si le malade ne peut suivre un traitement médical sévère ou ne peut être surveillé de près, ou enfin que les lésions rénales ne soient pas en évolution aiguë. « Nous aurons, pour nous fixer sur ce dernier point, dit le professeur Teissier, l'appréciation méthodique de l'état général, les indications de l'oculo-réaction et de la tension artérielle, mais surtout les données de la séro-réaction d'Arloing-Courmont. Une séro-agglutination forte avec tension normale ou légèrement surélevée, l'oculo-réaction restant au contraire très modérée, nous semble, en effet, un ensemble de symptômes de pronostic particulièrement favorable.

2° Le rein inutile est un danger immédiat pour l'organisme.

L'indication à la néphrectomie est ici impérieuse : le malade est condamné ; l'opérer, c'est lui donner la seule chance qui lui reste de vivre. Aussi l'opération est ici indiscutable, admise par tous. La température élevée du malade ne saurait même la contre-indiquer.

Albarran rapporte l'observation d'une jeune fille porteuse d'une bacillose grave bilatérale avec pyonéphrose gauche. Cette jeune fille présentait des accidents fébriles extrêmement graves : Albarran n'hésite pas à l'opérer en pleine fièvre, à 41° ; elle vit encore (1908. La néphrectomie datait de 1905).

Il est donc des cas où l'intervention ne se discute pas ; elle s'impose presque d'urgence.

Il en est ainsi :

1° Quand une fièvre élevée, survenant par accès, à répétition, est l'indice de la rétention ou de la pyonéphrose.

2° Quand des douleurs très violentes, avec paroxysmes excessivement pénibles, enlèvent tout repos au malade, témoignant également de la pyonéphrose.

3° Quand il y a des hématuries rebelles à tout traitement, abondantes et répétées, qui saignent le malade et l'anémient.

4° Quand il y a des calculs associés à la tuberculose.

5° Quand il y a des infections surajoutées :

a) Intra-rénales ;

b) Périnéphritiques.

6° Quand l'abondance de la suppuration amène l'affaiblissement progressif du malade.

7° Quand l'*échec du traitement médical* rationnellement organisé et scrupuleusement suivi, se prolonge plus de six mois. Si les symptômes locaux et généraux ne s'améliorent pas, il faut opérer sans attendre que l'autre rein soit trop atteint.

3° Cachexie très avancée du malade.

« Si les phénomènes généraux sont tels que le malade se trouve dans un état de cachexie très avancé, la néphrectomie n'est plus guère de mise, parce que le patient ne pourrait pas la supporter. Elle peut pourtant rendre encore des services, donner parfois de véritables résurrections momentanées, au point de vue du relèvement de l'état général, et suppression des douleurs atroces de la cystalgie.

« Comme moyens palliatifs, on peut à la rigueur faire une simple néphrotomie pour amener la disparition des accidents qu'engendre une rétention purulente. Et même, si la néphrotomie paraît une opération trop grave, le chirurgien n'est pas absolument désarmé ; il n'oubliera pas la ponction rénale et les bénéfices qu'on en retire.

Notre observation XIV en est la meilleure démonstration » (Rochet et Thévenot).

IIe catégorie. — Les deux reins sont peu touchés.

Lorsque les deux organes sont peu touchés, qu'aucun d'eux ne semble sensiblement plus lésé que l'autre, *la néphrectomie est nettement contre-indiquée* : elle enlèverait au malade le bénéfice d'un rein dont la valeur fonctionnelle est encore très marquée, sans avoir l'avantage de débarrasser l'organisme d'un gros foyer purulent. Le traitement médical est alors de mise. Les observations du professeur Rochet publiées dans la thèse de Landret ; plusieurs autres cas collationnés dans la thèse de Brisset ou épars dans la littérature médicale, montrent que l'on peut souvent obtenir une survie très prolongée. Les malades du professeur Rochet, vus il y a huit à dix ans, jouissent encore d'une santé florissante.

IIIe catégorie. — Les deux reins sont très malades.

Là encore *la néphrectomie est contre-indiquée*, puisqu'un seul rein serait insuffisant à assurer l'existence du malade.

Quelquefois le chirurgien peut avoir la main forcée soit par des douleurs intolérables (observation XII), soit par des accidents de périnéphrite concomittante ou des phénomènes d'infection (observation XIII), soit dans tout autre cas où l'organisme est immédiatement menacé dans son existence. Il y a alors indication vitale.

L'expérience a prouvé que les résultats étaient peu

brillants : tous les malades sont morts plus ou moins rapidement, aussi bien ceux de MM. Rochet et Thévenot, que ceux de Carlier, Marion, Zuckerland, etc.

Est-ce à dire que le chirurgien soit désarmé dans ces conditions ?

Non : il y a indication vitale à intervenir : il faut opérer, mais à la néphrectomie on substituera la néphrotomie.

« Au surplus, disent MM. Rochet et Thévenot, nous ne nous attendons pas, en intervenant, à des résultats bien satisfaisants puisque les deux reins sont très malades et que l'intervention n'a que pour but de parer à un symptôme pénible, comme la cystalgie, ou à des phénomènes généraux inquiétants. D'ailleurs, lorsqu'on peut arriver au même résultat par un acte chirurgical moins important, on ne doit pas hésiter à le faire ; c'est dans ce but que nous préconiserons la ponction rénale ».

L'observation XIV en montre l'efficacité.

b) ETAT DES VOIES INFÉRIEURES.

Les symptômes vésicaux sont-ils très intenses, avec mictions douloureuses, dues à des lésions spécifiques révélées par la cystoscopie ?

C'est là une des indications les plus nettes et les plus formelles à la néphrectomie. Le plus souvent ces lésions sont causées par le rein le plus malade ; elles rétrocéderont après l'ablation de celui-ci.

Dans la bacillose rénale unilatérale, l'opération

faite au début permet fréquemment de guérir la tuberculose vésicale ; et, sur 45 observations, Reynaud note 31 améliorations. Plus l'opération est hâtive, plus la guérison est rapide. Il faut agir vite, non seulement parce que les douleurs insupportables de la cystite tuberculeuse transforment la vie du malade en un véritable martyre, mais encore parce que, si l'on attend trop, l'opération ne permet plus la guérison des lésions trop étendues de la tuberculose vésicale.

Nous sommes partisan de cette même intervention précoce dans la tuberculose rénale bilatérale, à condition qu'un des reins soit peu malade et fonctionnellement suffisant. Le rein tuberculisant les voies inférieures enlevé, on peut espérer voir rétrocéder les lésions péri-uretérales.

c) ETAT DES GLANDES GÉNITALES.

Dans la tuberculose rénale unilatérale, il semble que les lésions des glandes génitales soient plutôt une indication à la néphrectomie, tout au moins lorsqu'elles ne sont pas trop avancées. Reynaud rapporte les observations de quatre malades atteints de prostatite et d'épididymite assez accentuées. Ils ont tous subi, du fait de la néphrectomie, une amélioration remarquable. Il semble y avoir un véritable sommeil des lésions génitales après l'opération ; l'aspect des sujets est devenu florissant et ils ont pris du poids. On peut espérer des résultats analogues dans la tuberculose rénale bilatérale.

Notons en terminant que des lésions profondes des glandes génitales seraient une indication à une opération complémentaire.

La statistique de MM. Rochet et Thévenot étant numériquement assez faible, on pourrait prétendre qu'elle est particulièrement heureuse par simple hasard, et que le nombre des observations est insuffisant pour conclure. Les séries parallèles d'Albarran, de Desnos et Minet, de Le Für, dont les résultats sont analogues, viennent détruire cette objection.

L'ensemble de ces brèves séries nous suffit pour déterminer la valeur de la méthode interventionniste.

La néphrectomie dans la tuberculose rénale bilatérale ne saurait être présentée comme une méthode curative, mais il résulte des faits que l'ablation du rein le plus atteint met certainement le malade dans de meilleures conditions pour cicatriser, par le traitement médical, les lésions du rein restant, contrairement à l'opinion *a priori* émise par Cecchereli, au Congrès d'Urologie (1908).

Le complément nécessaire de la néphrectomie est donc le traitement médical. Malheureusement celui-ci est insuffisant à empêcher l'évolution d'une tuberculose avancée. Dans ce cas, le malade est voué à la mort, mais la néphrectomie de l'organe le plus atteint lui aura donné une survie dont la durée dépendra de l'état fonctionnel et anatomique du rein congénère.

Dans la série de 11 cas observée par MM. Rochet et Thévenot, la mort est survenue une fois par insuf-

fisance de ce rein congénère, deux fois par les progrès de la bacillose dans ce rein : les résultats sont donc encourageants.

Quels sont les soins complémentaires qui les maintiendront ?

Ils comprennent les soins post-opératoires, le traitement hygiénique et médical, les indications chirurgicales complémentaires.

Les suites opératoires et les soins qu'elles comportent sont en dehors de notre sujet : il en est de même du traitement hygiénique et médical.

Cependant, la néphrectomie étant une thérapeutique palliative et non curative, il est artificiel de l'isoler de son complément nécessaire : le traitement hygiénique et médical. Nous sommes donc entraîné à esquisser schématiquement ce dernier.

a) TRAITEMENT HYGIÉNIQUE.

1° Cure de Repos. — Lever tardif. Chaise longue.

2° Cure d'Air. — Montagne ou Côte d'Azur.

3° Héliothérapie. — De plus en plus, les travaux

récents tendent à mettre en valeur l'heureuse influence de l'héliothérapie sur les tuberculoses en général, et en particulier sur les tuberculoses chirurgicales. Le sujet est d'une telle actualité, que nous ne saurions nous dispenser de dire quelques mots sur la technique préconisée dans le traitement de la bacillose rénale.

La cure solaire est à la fois microbicide, sclérosante, analgésiante ; elle favorise le fonctionnement de la peau et possède une action tonique et excitante générale.

On est d'accord pour procéder de la façon suivante, dans la tuberculose rénale :

Commencer très prudemment, surtout si la lumière est intense (Côte d'Azur). Dans les premières séances, les pieds sont d'abord seuls exposés quelques minutes. Peu à peu on augmente le territoire insolé et la durée de l'insolation : pieds, jambes, cuisses, etc. Ce n'est qu'au bout de quelque temps, lorsque le sujet commence à s'habituer, que l'on pratique l'insolation de la région lombaire. Cette insolation de la zone malade doit toujours être plus courte que celle du corps tout entier.

Malgré l'intérêt de la question, nous ne pouvons insister davantage sur ce point sans sortir de notre sujet ; nous renvoyons, pour plus de détails, aux traités spéciaux.

4° Diététique. — Le traitement diététique repose, comme celui de toutes les tuberculoses, sur la suralimentation rationnelle. On se gardera d'une alimentation agressive pour le rein. En conséquence, on restreindra les viandes et l'on donnera les moins toxiques (jambon, bœuf, mouton, cheval, poulet, poissons maigres). On interdira les boissons alcooliques et l'alcool en général. Par contre, on pourra prescrire les féculents, les céréales, les fruits, en abondance.

b) TRAITEMENT MÉDICAL.

Il comprend des médications externes locales et des médications internes (modificateurs de la nutrition, antiseptiques, minéralisateurs : cures hydrominérales et marines, tuberculinothérapie, etc.)

1° Médications externes. — Pour faire de la révulsion, on se gardera d'employer les vésicatoires, contre-indiqués par l'état du rein : les pointes de feu seront préférées. Dans le cas d'urémie, on pourra poser des ventouses sur la région du triangle de Petit, selon le conseil du Professeur Renaut.

2° Modificateurs de la nutrition. — On donnera de l'arsenic, de préférence sous forme organique (arrhénal, cacodylate). L'iodure et le tannin sont infidèles. L'huile de foie de morue sera toujours employée. Certains auteurs contre-indiquent les minéralisateurs comme prédisposant à la lithiase (?)

3° Antiseptiques. — On a essayé la créosote, le gaïacol, le gomenol, le bleu de méthylène, avec des succès relatifs. L'urotropine et les antiseptiques urinaires sont souvent irritants. On aura recours aux balsamiques pour modifier les catarrhes chroniques.

4° Cures hydro-minérales. — Les eaux minérales agissent comme modificateurs de la nutrition. Les formes *torpides* sont justiciables des eaux *sulfureuses ;* les tuberculoses, au *début*, seront traitées par les eaux *arsénicales.* Le *mauvais état général*, la *pyurie* peuvent être heureusement influencés par les cures *thermo-balsamiques* et les eaux chlorurées sodiques.

5° Cures marines. — Préconisées par le Für qui envoie les formes *torpides* sur la Manche, les formes ordinaires *suppurées* au sud de la Bretagne, et les formes *éréthiques, congestives, hématuriques* sur la Côte d'Azur.

6° Traitement spécifique. — Etudié par Teissier, Arloing, Castaigne, Mantoux. Aux formes du début, avec faible réaction générale, on opposera la tuberculinothérapie ; les cas fébriles graves seront traités par les sérums antituberculeux.

Nous renvoyons aux publications de Castaigne *Journal Médical Français*, 1911 ; *Le Livre du Médecin*, 1912), pour la technique de ce traitement. L'auteur a obtenu d'excellents résultats avec les corps immunisants de Speigler (Humun-Rosper).

Il a observé 9 cas de néphrectomie, avec tuberculose ultérieure de l'autre rein, dans lesquels les malades ont été très améliorés.

Ces observations montrent quel succès on peut espérer en intervenant à propos dans la tuberculose bilatérale et en suivant un traitement médical correct.

Au reste, même sans traitement spécifique, il arrive que la bacillose rénale soit tolérée singulièrement longtemps, ainsi que le rapporte Landret dans sa thèse (observations de MM. Rochet, Durand, etc.) Nous croyons qu'actuellement ce traitement spécifique (sur lequel insistait récemment dans une leçon clinique le Professeur Pic) peut être suivi avec succès.

c) TRAITEMENT CHIRURGICAL COMPLÉMENTAIRE

Il peut s'adresser :

1° Au rein restant. — On aura recours à la *néphrotomie* ou à la *ponction rénale* en cas d'indication formelle à l'intervention (rétention, douleurs intolérables, etc.)

Voir obs. de Carlier.

2° A la vessie. — Si les lésions ne rétrocèdent pas spontanément après néphrectomie, l'on a recours aux *lavages* et *instilations* antiseptiques (gomenol).

3° Aux glandes génitales. — Des lésions très avancées, ne s'améliorant pas après néphrectomie, commandent l'intervention. Rarement, il est indiqué d'enlever la prostate, mais l'*épididymectomie* a été pratiquée assez souvent.

Telles sont les principales indications chirurgicales complémentaires à la néphrectomie.

Observations.

OBSERVATION I (MM. Rochet et Thevenot).

Néphrectomie gauche, 18 avril 1908. — Bon état actuellement.

G..., 31 ans, entre à l'Antiquaille le 26 mars 1908. Rien à signaler dans ses antécédents héréditaires. Personnellement il eut une méningite (?) à dix ans, et trois blennorhagies de 17 à 18 ans, sans complications vésicales, ni rénales. Depuis quatre ans, il souffre d'une affection gastrique et a de la phosphaturie.

La maladie actuelle a débuté il y a quatre mois, par des douleurs lombaires, intermittentes et peu violentes. Ces douleurs se sont accompagnées de phénomènes de cystite : envies plus fréquentes d'uriner, mictions un peu cuisantes, surtout à la fin, jamais il n'a eu d'hématurie. Aucun phénomènes de rétention chronique ou intermittente du bassinet.

A son entrée à l'hôpital, G... a conservé un bon état général, sans autres phénomènes que ceux qu'il présente du côté de l'appareil urinaire.

Le rein droit n'est pas senti, et sa recherche ne détermine aucune douleur, aucune contracture de la paroi. Le rein gauche est gros, pas abaissé, pas mobile, peu douloureux à une palpation profonde. La pression sur le trajet de l'uretère ne révèle aucune douleur.

La prostate est petite, non bosselée. Le plancher vésical est très souple.

Rien au testicule restant, le malade ayant été castré d'un côté à la suite de lésions traumatiques. La cystoscopie montre que l'orifice de l'uretère droit est normal. Le cathétérisme de cet uretère est facile, il permet de recueillir des urines claires, sans albumine. Un cobaye, inoculé avec celle-ci, ne présente pas de lésions tuberculeuses viscérales, mais des ganglions lombaires, dont un caseux à sa partie centrale.

Quant à l'inoculation avec les urines totales, elle donne de nombreux ganglions lombaires, des tubercules dans la rate, et quelques granulations dans les poumons.

Néphrectomie gauche, le 18 avril. Grosse périnéphrite suppurée ; rein volumineux, atteint de dégénérescence caséeuse. Suites opératoires simples.

Le malade continue à être surveillé. Il a repris complètement ses occupations. Son état général est florissant ; ses urines sont claires. Il ne ressent aucun malaise depuis son opération (nouvelles reçues le 6 mars 1912).

OBSERVATION II (MM. Rochet et Thevenot).

Néphrectomie gauche en 1907. — Actuellement, bon état général ; cystalgie.

Mme E... 38 ans, après avoir joui d'une excellente santé, commença à ressentir quelques douleurs du côté gauche, et des signes de cystite. On mit ces accidents sur le compte d'un petit fibrome utérin, qui fut enlevé par un gynécologue.

Malgré cela, les troubles rénaux continuèrent, les urines devinrent de plus en plus sales ; et, en 1906, les symptômes étaient les suivants :

Pyurie très accentuée, constituée par du pus presque pur, pollakiurie nocturne, amaigrissement considérable. L'inoculation au cobaye des urines de chaque rein fut positive. Cependant le rein droit n'était pas perceptible cliniquement, alors qu'à gauche, on sentait une tumeur déjà volumineuse. La malade ne voulut pas tout d'abord se faire opérer. Un phlegmon périnéphrétique étant apparu, l'intervention fut pratiquée fin 1907, l'opération fut laborieuse, en raison des adhérences. On enleva, par la voie sous capsulaire, un rein énorme, mesurant près de 20 centimètres de longueur.

La malade supporta bien l'opération, mais la plaie mit plusieurs mois à se cicatriser. Depuis lors, cette femme avait engraissé de 17 kilos. Elle se portait très bien. Les urines qui étaient restées louches pendant assez longtemps, sont devenues limpides. Elles contenaient toujours un peu d'albumine.

Depuis quelques mois, cependant, la cystalgie a réapparu : les urines se sont troublées de nouveau. On peut craindre que la tuberculose ne fasse des progrès dans le rein restant.

OBSERVATION III (MM. Rochet et Thévenot).

Néphrectomie droite, 22 janvier 1909. — Survie actuelle, progrès de la tuberculose du rein restant.

S.... 35 ans, journalier, entre à l'Antiquaille, le 24 octobre 1908, pour des hématuries.

Son père, âgé de 73 ans, se porte bien. Sa mère est morte à 50 ans, d'une affection pulmonaire ayant duré quatre à cinq mois. Il a eu 6 frères et sœurs, l'un succomba un jour ou deux après sa naissance, tous les autres sont en très bonne santé. Personnellement, il s'enrhume assez facilement les hivers ; il a eu quelques ganglions cervicaux, non suppurés. Léger éthylisme.

Il a commencé à souffrir en urinant, à l'âge de 25 ans. Les mictions devinrent fréquentes, les urines troubles. Les douleurs apparurent à la fin de la miction, puis des hématuries. Au début, le sang ne s'écoulait que vers la fin de la miction ; plus tard, les hématuries devinrent totales ; elles n'étaient influencées ni par le repos, ni par la fatigue. Traité à l'hôpital d'Avignon, par des lavages au nitrate d'argent, il conserva simplement quelques douleurs, mais la pyurie et l'hématurie disparurent.

En janvier 1908, après un répit de dix ans, les douleurs recommencèrent et s'accompagnèrent d'un tableau clinique identique au premier ; douleurs, pyurie, et, deux ou trois mois après, hématuries. De plus, le malade commença à ressentir des douleurs dans la région lombaire, du côté droit, en même temps que son état général périclitait. Ces douleurs n'étaient pas très vives ; elles revenaient à intervalles assez irréguliers.

A l'entrée de S... à l'hôpital, les douleurs siégeaient toujours du côté droit. La palpation montrait un rein assez volumineux et douloureux, alors qu'il n'était pas perceptible à gauche. La vessie, d'une capacité de 130 cc. renfermait des urines troubles, sans odeur, hématiques. Le malade urinait en vingt-quatre heures près de 2 litres : dix mictions par jour, trois ou quatre la nuit. Elles étaient douloureuses, surtout vers la fin.

Rien du côté des testicules, ni de la prostate.

L'état général était mauvais. On notait de la toux avec de la matité et de l'obscurité aux deux sommets, surtout à droite. Rien au cœur. Pas de troubles digestifs, malgré un amaigrissement considérable.

A la cystoscopie, on voyait une vessie recouverte de débris purulents, saignant facilement. Le cathétérisme du rein gauche donnait de l'urine peu claire avec du pus et de l'albumine ; les urines du rein droit étaient très louches et peu abondantes.

La première avait une teneur suffisante en urée, chlorure, phosphates ; la dernière était très pauvre en ces éléments. L'inoculation de l'urine gauche fut positive, de même que celle de l'urine totale.

Le 22 janvier 1909, le rein droit est enlevé. Très adhérent, surtout au pôle supérieur, il est environné d'une périnéphrite lipomateuse très accentuée, formant presque à elle seule le volume de la masse perçue à la palpation. Quelques foyers crétacés existent en certains points. Le rein est transformé dans l'un des pôles, en une coque contenant une matière pâteuse et blanchâtre, analogue à du mastic de vitrier.

L'opéré fut très long à se rétablir ; il eut même une inoculation tuberculeuse totale de la loge opératoire, qui nécessita la réouverture du foyer au bout de trois semaines.

Pendant longtemps, le malade n'émit que 700 grammes d'urines foncées, avec de l'albumine.

Au bout de quelques mois, elles s'élevaient à 1.600 gr.

Rentré chez lui le 14 mai 1909, S... souffre du côté gauche, a des urines sales et maigrit : il succombe deux ans environ après la néphrectomie, sans qu'il se soit jamais bien rétabli. Les accidents dus à la destruction progressive du rein resté en place, n'ont fait que s'aggraver depuis l'opération.

OBSERVATION IV (MM. Rochet et Thévenot).

Néphrectomie droite. — Survie de huit mois. — Mort par progrès de la tuberculose du rein restant.

Mme G..., 33 ans, vient à l'hôpital pour de violentes douleurs de cystite et de la pyurie. A l'examen local, on trouve le rein droit considérablement augmenté de volume, alors que le rein gauche n'est pas perceptible. L'inoculation des urines de l'un et l'autre rein est positive.

L'état général étant bon, et la cystite étant intolérable, le rein droit est enlevé, ainsi que 7 centimètres d'uretère.

Il est atteint de pyonéphrose typique.

L'opération fut suivie d'une amélioration énorme. La malade, jusqu'alors clouée au lit, put reprendre sa vie habituelle et engraissa de plusieurs kilos.

Le taux urinaire resta très satisfaisant après l'opération, mais les urines étaient toujours assez troubles.

Moins d'un an après, la cystite réapparaissait, aussi douloureuse qu'autrefois, si douloureuse, même, qu'on dut faire une boutonnière vésico-vaginale.

La malade finit par succomber dix-huit mois après l'opération, avec des urines de plus en plus purulentes, par destruction du rein laissé en place.

OBSERVATION V (MM. Rochet et Thévenot).

Néphrectomie gauche, 27 avril 1910. — Actuellement : bon état général et local.

J. F..., 29 ans, employé, sans antécédents héréditaires ou personnels, souffre depuis six ans de douleurs lombaires et est obligé de se lever la nuit deux ou trois fois pour uriner. Depuis six mois, ses urines sont devenues troubles ; les douleurs des reins sont plus marquées.

A son entrée à l'hôpital, le 9 avril 1910, on compte une miction toutes les deux heures pendant le jour, et trois ou quatre pendant la nuit.

Le rein droit n'est pas perceptible ; le gauche est douloureux à la pression et son pôle inférieur forme une masse dure et arrondie.

La capacité vésicale est normale. Rien à la prostate ni aux testicules. Pas d'autres lésions viscérales. Un peu d'amaigrissement.

La cystoscopie montre que la vessie est très sale. On ne peut voir les orifices uretéraux, et il faut, avec un appareil de Cathelin, faire une séparation. Les urines à droite sont beaucoup moins purulentes qu'à gauche. Inoculées au cobaye, elles donnent des deux côtés un résultat positif ; mais le rein droit ayant une teneur suffisante en urée et en chlorures, et quoiqu'il sécrète une urine louche, on décide d'enlever le rein gauche.

Néphrectomie sous capsulaire le 27 avril 1910. Le rein, très adhérent, est constitué par une série de cavernes ; on ne voit plus de substance rénale. On sent de gros ganglions le long du pédicule, au moment où l'on va sectionner ce dernier.

Les suites opératoires furent simples et le malade partait le 26 juin.

On le revoit en septembre 1910 ; il a un bon état général.

Les urines, très claires d'abord, se troublent depuis quelque temps. A gauche, on sent rouler un cordon qui répond à l'uretère durci et douloureux.

Le 29 octobre, le rein droit devient douloureux à son tour ; les urines se troublent davantage, cependant leur inoculation n'est pas positive.

Un an plus tard, le 29 octobre 1911, F... revient à l'hôpital ; aux signes précédents se sont jointes des hématuries. Pour se renseigner d'une façon précise sur l'état du rein droit, source de préoccupation pour le malade, on pratique, le 22 décembre 1911, une lombotomie exploratrice, et l'on dégage le rein de sa capsule fibreuse. Il paraît sain ; on ne constate en tout cas à sa surface ni granulations, ni abcès ; mais on ne le fend pas pour vérifier l'intérieur.

Allant mieux, beaucoup plus tranquille, parce qu'il sait que le rein restant ne nous a pas paru malade, F... quitte l'hôpital le 26 janvier 1912. Nous l'avons revu au mois de mars : son état général est excellent et les urines sont redevenues claires.

OBSERVATION VI.

Néphrectomie gauche le 30 septembre 1910. — Actuellement : bon état général, cystite légère.

Mme V. H..., cultivatrice, âgée de 29 ans, sans antécédents héréditaires ou personnels, fut prise brusquement d'une violente douleur dans la région vésicale, au mois d'octobre 1908. Cette douleur s'irradiait au méat uretéral et s'accompagnait d'un violent point de côté dans l'hypocondre gauche. La malade avait des envies fréquentes d'uriner, mais n'émettait que quelques gouttes à la fois.

Cette crise douloureuse dura environ une heure et se répéta pendant trois mois tous les huit jours ; elle ne fut jamais suivie d'hématuries ni d'expulsion de graviers.

Au mois de novembre 1909, nouvelle crise, mais avec pyurie et hématurie légère. Au mois de mai 1910, une hématurie totale.

Lorsque la malade vient à l'hôpital, le 22 septembre 1910, on constate que les reins ne sont pas perçus, mais que le gauche est un peu douloureux à la palpation profonde. La pression sur l'uretère est indolore.

Les urines sont troubles, purulentes, Mme V. H... urine toutes les heures et demie pendant le jour, et quatre ou cinq fois pendant la nuit.

Le cathétérisme des uretères donne une urine claire à droite et purulente à gauche; l'examen chimique établit que le rein droit a une élimination fonctionnelle bonne, alors que la valeur du rein gauche est très faible.

L'inoculation des urines est positive des deux côtés.

Le 30 septembre 1910, le rein gauche est enlevé par la méthode extra-capsulaire, son pôle inférieur contient une caverne du volume d'une noix; sa partie moyenne renferme beaucoup de petits tubercules.

La malade mit très longtemps à se relever de son opération; la plaie s'inocula de tuberculose en certains points. Enfin, elle put quitter le service le 15 novembre 1910. Depuis lors, elle a été revue à diverses reprises : les urines sont toujours un peu troubles; il y a encore un peu de cystite. L'uretère, qui était gros, est peut-être la cause de ces accidents.

OBSERVATION VII.

Néphrectomie droite 28 novembre 1910. — Actuellement : amélioration progressive.

Claude T..., 40 ans, cultivateur, est conduit à l'hôpital le 26 mai 1910, pour des phénomènes de cystite et de pollakiurie. Son père est mort à 55 ans, sa mère à 66, d'affection pleuro-pulmonaire. Il a trois frères et une sœur en bonne santé.

Il était bien portant, mais sa femme eut une pleurésie il y a sept ans.

L'affection actuelle a débuté, il y a environ deux ans, par des douleurs lombaires. La pollakiurie ne tarda pas à apparaître.

Puis, les urines devinrent troubles, les mictions douloureuses.

Enfin, à cinq ou six reprises, C. T... a eu de petites hématuries terminales.

Actuellement, les urines sont uniformément troubles. Les reins ne sont pas perceptibles, sauf peut-être le pôle inférieur du rein droit. La prostate est saine. Au niveau de la tête de l'épiderme gauche, il existe un noyau dur, bosselé, du volume d'une noisette.

L'inoculation des urines totales donna un résultat très positif. L'état trouble de la vessie, la présence de muco-pus adhérent empêchèrent de pratiquer le cathétérisme des uretères. On se contenta d'une séparation d'urines avec le Luys qui donna des urines très purulentes à droite, un peu troubles à gauche. On inocule des cobayes avec ces urines.

C. T..., quitte l'hôpital le 13 juillet.

Le 4 novembre 1910, le malade étant toujours dans le même état, revient à l'hôpital.

On ne perçoit toujours pas le rein gauche, mais le rein droit est mieux senti; le pôle inférieur est lisse, régulier.

Le cobaye inoculé avec les urines de gauche, en juillet, a présenté des résultats positifs.

Le 28 novembre 1910, néphrectomie à droite. Le rein enlevé renferme des lésions typiques de bacillose.

Le 23 janvier 1911, le malade quitte l'hôpital ; les urines

sont claires, mais l'acide nitrique accuse un très léger nuage.

Actuellement (4 mars 1912), C. T... n'a pas repris ses occupations d'autrefois, mais il trouve que ses forces reviennent progressivement ; il souffre parfois un peu du côté opéré, mais jamais du côté non opéré.

Les urines renferment de temps à autre un peu de pus.

OBSERVATION VIII.

Néphrectomie droite : 28 sept. 1910. — Mort un an après d'affection intercurrente.

V. G..., 20 ans, cultivateur, sans antécédents héréditaires ou personnels, a commencé à maigrir depuis un an et à se plaindre de douleurs dans la région lombaire droite. Il urinait alors fréquemment et abondamment, ses urines étaient troubles. Le régime lacté, la térébenthine, l'helmitol améliorèrent cet état.

Depuis un mois environ, les mictions sont redevenues beaucoup plus fréquentes, les urines de plus en plus troubles.

Lorsqu'il entre à l'hôpital, le 24 janvier 1910, G... urine environ tous les quarts d'heure ou toutes les vingt minutes.

La palpation du rein droit éveille une défense musculaire très vive ; malgré cela on arrive à sentir le pôle inférieur du rein qui est gros, mais pas très douloureux du côté gauche, le rein n'est pas perceptible.

La capacité vésicale est de 30 grammes. Rien au testicule

ni à la prostate. Pas d'autres localisations viscérales ; un peu de rudesse de la respiration au sommet droit.

Le 4 février, cystoscopie sans anesthésie. La vessie ne présente pas d'ulcérations, mais elle est trop sale pour qu'on puisse apercevoir les orifices uretéraux, qu'on recherche vainement pendant longtemps.

Le 11 février 1910, on endort de nouveau le malade ; on met à nu le rein droit qui est violacé, peu augmenté de volume,

L'uretère apparait gros, très induré, perdu dans une gangue épaisse dont il est très difficile de le séparer ; on l'incise à 5 ou 6 centimètres au-dessous du rein. Les urines qui s'en écoulent sont très sales. Elles sont conduites au dehors par une sonde introduite dans l'uretèreet qu'on laissedeuxjours en place. Le bout inférieur de l'uretère est oblitéré par une grosse bougie, dont l'extrémité plonge presque dans la vessie, et qu'on laisse en place le même temps.

Les urines vésicales représentent donc la sécrétion du rein gauche.

Elles sont abondantes (800 grammes en 24 heures), mais restent sales, malgré des lavages réitérés de la vessie. Leur inoculation au cobaye donne un résultat positif.

Le malade, grâce à cette fistule lombaire, souffre beaucoup moins de la vessie ; les urines vésicales sont beaucoup moins sales. Il quitte l'hôpital le 2 mai, pour continuer chez lui un traitement médical.

Il revient le 22 septembre, ni amélioré, ni aggravé, mais demande à être débarrassé de sa fistule uretérale.

Une séparation d'urine montre que toute l'urine du côté droit s'écoule par la fistule ; le rein gauche fonctionne activement. Le 28 septembre, on pratique une néphrectomie droite, au cours de laquelle on constate que la plaie uretérale est restée largement ouverte. Le malade guérit rapidement, sans incident post-opératoire, et rentre chez lui le 25 novembre 1910.

Il est mort un an après la néphrectomie, en quatre ou cinq jours, d'une grippe (?), nous ont écrit ses parents. Jusque là, parait-il, il s'était très bien porté.

OBSERVATION IX (MM. Rochet et Thévenot).

Néphrectomie gauche. — Survie de 11 mois, mort par généralisation bacillaire.

T. F..., 34 ans, jardinier, entre à l'hôpital le 31 janvier 1911.

Son père et sa mère sont vivants ; une de ses sœurs est morte en bas âge ; une autre a succombé à 23 ans, probablement de bacillose.

A l'âge de 14 ans, il aurait eu de la pollakiurie, de la pyurie, des hématuries et des douleurs lombaires pendant plus de deux mois. Un traitement médical fit cesser le tout au bout de huit à neuf mois.

Il y a deux ans, à nouveau, pyurie, hématuries, pollakiurie ; le malade en arriva bien vite à évacuer constamment de petites quantités « d'urine pourrie » ; il maigrit.

A son entrée, on ne perçoit pas les reins ; la palpation profonde n'est pas douloureuse, mais une vive défense de la paroi musculaire gêne l'examen.

La prostate est irrégulière, granuleuse à droite, indurée à gauche. Les épididymes sont gros, bosselés ; les testicules sont normaux. La vessie petite est intolérante. On ne peut ni la laver, ni la cystoscoper, même sous anesthésie.

Les urines sont très troubles, non sanglantes ; elles contiennent beaucoup d'albumine.

Le 24 février 1911, le rein gauche étant apparu gros, on fait à son niveau une néphrotomie, et l'on ouvre de gros abcès rénaux. L'urine du rein droit, qui s'écoule par la vessie, est assez claire ; sa teneur en urée et en chlorures est satisfaisante. Aussi, le 7 avril, enlève-t-on le rein gauche. Le malade part le 7 juin, en bon état, bien que l'inoculation de l'urine droite ait tuberculisé le cobaye.

Il revient le 13 septembre 1911, porteur d'une fistule à la partie supérieure de l'incision lombaire, et atteint d'un gros abcès de la marge de l'anus.

L'état général s'est aggravé ; les urines, sales, contiennent de l'albumine. En janvier 1912, des céphalées, des vomissements, des nausées, font craindre une méningite : une ponction lombaire, le 10 janvier, ramène un liquide clair et sans hypertension. Le sujet continue à décliner et meurt le 5 février 1912. Autopsie le 6.

Tuberculose pulmonaire, surtout accentuée à droite. Au niveau du rein opéré, masse de tissu dur, sclérosé. Le rein droit hypertrophié (190 grammes) présente à la coupe quelques granulations tuberculeuses.

L'uretère est sain. La vessie est remplie par un magma puriforme. La paroi hypertrophiée présente une ulcération au niveau du trigone, et une autre de la largeur d'une pièce de 5 francs, sur la paroi antéro-supérieure.

La prostate, les testicules sont normaux.

OBSERVATION X (MM. Rochet et Thévenot).

Périnéphrite, Néphrectomie. 17 avril 1908. — Actuellement, excellent état.

Mme C... M., 38 ans, cultivatrice, sans antécédents héréditaires ou personnels, a commencé à souffrir en 1905, de douleurs lombaires droites ; elles étaient sourdes et n'ont jamais revêtu l'intensité des coliques néphrétiques ; elles cessaient par le repos ; après une durée de quelques jours, elles disparaissaient pour revenir deux ou trois mois plus tard. En même temps, les mictions devinrent un peu plus fréquentes (6 ou 7 le jour, aucune la nuit). La malade n'a remarqué dans ses urines, ni sang, ni calcul, ni poussière lithiasique.

En décembre 1907, les douleurs devinrent plus aiguës.

En janvier 1908, elles prirent les caractères de coliques néphrétiques, en même temps que des douleurs apparurent du côté gauche. Les crises douloureuses du côté droit duraient deux à trois heures ; elles s'accompagnaient d'irradiations du côté de l'uretère.

A la date du 23 mars 1908, on trouve la région rénale droite peu douloureuse à la pression, le rein est gros. A gauche, aucune douleur ; le rein n'est pas perçu.

Les uretères ne sont ni douloureux, ni perceptibles par le palper abdominal, le segment inférieur de l'uretère droit apparaît au toucher vaginal, comme un gros cordon, douloureux et induré. L'uretère gauche est sensible à la pression à travers le cul-de-sac vaginal, mais il n'est pas augmenté de volume. La capacité vésicale est de 350 cc.

A l'examen cystoscopique, l'uretère droit se dessine comme une longue bande rougeâtre, qui tranche sur la coloration des tissus avoisinants ; l'urine est trouble. L'uretère gauche est difficile à cathétériser ; l'urine en sort claire. L'inoculation est positive des deux côtés, surtout à droite.

Le 17 avril, néphrectomie lombaire ; une périnéphrite intense rend la décortication du rein assez pénible. Le rein est bosselé et présente plusieurs foyers de tuberculose.

Le bassinet et l'uretère sont épaissis. Après l'ablation du rein, la plaie se cicatrise rapidement.

La malade présente, le 21 avril, une phlébite gauche et, le 10 mai, une phlébite droite. Le 22 mai, on constate que la cavité de la néphrectomie est remplie de fongosités tuberculeuses ; on l'ouvre largement ; on la débarrasse de ces fongosités et on la remplit de gaze iodoformée. La malade quitte l'hôpital le 16 juillet. Revue il y a peu de temps, la malade paraît en excellent état. Elle a engraissé, ses urines sont claires ; pas de cystalgie. Elle paraît guérie.

OBSERVATION XI.

Néphrectomie. — Mort en trois semaines, par insuffisance rénale.

X... âgé de 24 ans, fut atteint dans l'enfance d'un mal de Pott, qui fut soigné longtemps dans les hôpitaux et se termina par une gibbosité assez accentuée. Depuis quelques mois, le malade a des urines très sales et a commencé à présenter des troubles de cystyte. Ces troubles n'ont fait que s'aggraver dans ces derniers temps, et sont devenus maintenant tout à fait intenses. L'urine est constituée par du pus presque pur.

La cystoscopie montre une vessie très sale, un orifice uretéral droit extrêmement large, d'où le pus sort en bavant ; à gauche, l'orifice uretéral paraît malade aussi.

La séparation des urines donne des urines tout à fait purulentes du côté droit, un peu louches du côté gauche. A l'inoculation, les deux urines furent positives au bout d'un mois, faiblement cependant pour le côté gauche.

Le rein ayant augmenté considérablement de volume à droite et étant nettement pyonéphrotique, on se résout à la néphrectomie, qui fut pratiquée par la voie sous-capsulaire, en 1904. Le malade a survécu trois semaines et est mort avec une diminution progressive de sécrétion urinaire, continuation de la fièvre, etc.

A l'autopsie, le rein laissé présentait plusieurs cavernes assez petites, sans augmentation du volume général de l'organe.

OBSERVATION XII.

Néphrectomie. — Mort par insuffisance du rein gauche.

L... O..., 38 ans, vient à l'hôpital le 3 décembre 1906, se plaignant de douleurs lombaires. Jusqu'alors bien portante, mariée et mère de deux enfants bien portants, elle fut prise l'année dernière de gastro-entérite. Depuis lors, elle digère mal. Un médecin, consulté il y a huit jours, constata que le rein droit était volumineux, un peu abaissé, et nous envoya cette malade.

Cette femme, qui semble peu gravement atteinte, a conservé son embonpoint. Son rein droit, abaissé, projeté en avant, est volumineux, le gauche n'est pas perceptible. Les urines, un peu sales, contiennent un gros disque d'albumine. Pas de sang. La malade se lève 3 ou 4 fois la nuit pour uriner ; le jour, miction toutes les deux heures. L'examen cystoscopique montre une muqueuse recouverte d'un enduit purulent. Le rein gauche fournit une urine très rare, un peu moins trouble que l'urine totale. L'inoculation de cette urine gauche donne un résultat positif.

Le 21 janvier 1907, L... O... revient à l'hôpital, accusant, outre les mêmes symptômes, des douleurs très vives dans la région lombaire droite.

Le 1er février 1907, le rein droit est enlevé par la voie lombaire. Il est nettement augmenté de volume vers son pôle inférieur. On sent, dans son intérieur, des points indurés à côté de points ramollis. A la coupe, les calices sont très distendus, pleins de pus, surtout ceux du pôle inférieur. Les substances corticale et médulaire sont représentées par une mince bande de parenchyme.

La malade mourut d'anurie complète, sans aucune goutte d'urine depuis l'opération, le septième jour. L'autopsie montra un rein gauche beaucoup moins volumineux que le droit, mais bosselé. La substance corticale est réduite, par places, à une mince bande, et le rein a été transformé en un véritable foyer purulent ; a plusieurs diverticules, dont quelques-uns contiennent du caséum épais. Le rein, qui semblait en voie d'atrophie scléreuse, était probablement malade depuis beaucoup plus longtemps que celui qu'on avait enlevé.

OBSERVATION XIII.

Etat général grave, Néphrectomie : mort par anurie.

Ch. M..., 36 ans, employé, a perdu son père d'hémoptysie à l'âge de 60 ans, et un frère à 33 ans, de tuberculose pulmonaire. Il a eu une fillette qui fut atteinte de pleurésie à l'âge de 3 ans. Personnellement, il se porte bien, mais il est éthylique.

Sa maladie actuelle date de six mois. Ce fut d'abord une douleur vague, fugitive, peu tenace, au niveau du rein gauche. Puis, il a commencé à se lever la nuit, une fois ou deux pour uriner ; et la pollakiurie s'est peu à peu accentuée. Depuis trois mois, les urines sont purulentes. M... a maigri de onze kilos ; l'appétit à complètement disparu.

A son entrée à l'hôpital, le 19 octobre 1910, on constate les lésions suivantes : Le rein gauche, perdu au milieu d'un empâtement général de tout l'hypocondre, est cependant perceptible au niveau de son pôle inférieur ; il est gros, non mobile. On ne sent pas le rein droit.

La prostate est petite, régulière, mais un peu dure à gauche et douloureuse. Quelques craquements au sommet droit.

Les urines, purulentes, sanglantes, renferment de l'albumine. La vessie est tapissée d'une couche purulente, qui empêche de voir les orifices uretéraux et de faire une cystoscopie nette. On se rabat sur une séparation au Cathelin qui fournit, à gauche, des urines sanglantes, si purulentes qu'on dirait du pus presque pur. Les urines du rein droit sont sanglantes, légèrement louches.

L'état du malade s'aggrave assez vite, soit au point de vue pulmonaire, soit au point de vue urinaire ; la loge rénale gauche devient douloureuse.

Dans ces conditions, on intervient le 7 décembre 1910. On trouve un gros abcès autour du rein gauche ; le rein lui-même est très augmenté de volume, bosselé. Une incision en fait sortir un pus grumeleux. En raison des lésions bacillaires étendues qu'il présente, on l'enlève presque en totalité ; il ne reste qu'un moignon adhérent au pédicule.

Le malade supporte mal l'intervention et succombe le 12 décembre, avec de l'oligurie progressivement croissante, et de l'urémie gastro-intestinale.

OBSERVATION XIV (MM. Rochet et Thévenot).

Très mauvais état général contre-indiquant la néphrectomie, douleurs du rein gauche. — Ponction rénale. — Bon état général actuel, malgré pollakiurie et pyurie légères.

P..., 38 ans, est soigné depuis 1901, pour des accidents de cystalgie et un peu de pyurie ; il les rattache à une ancienne blennorrhagie. Ses reins n'étaient ni gros, ni douloureux, à droite comme à gauche, mais l'inoculation des urines montra qu'il s'agissait de tuberculose.

Au reste, la prostate ne tarda pas à présenter des signes de bacillose (hypertrophie de l'organe, avec bosselures multiples, dont quelques-unes ramollies), qui nécessitèrent, en 1906, un nettoyage périnéal complet de la glande.

Deux ans aprés l'opération, des symptômes rénaux objectifs apparurent du côté droit ; douleurs vésicales et pyurie devinrent plus vives.

Le rein droit était volumineux ; le rein gauche non perceptible, mais l'état général, avec faiblesse extrême, était très mauvais et contre-indiquait la néphrectomie. D'ailleurs, le malade souffrait de temps en temps aussi du rein gauche, et la tuberculose bilatérale était bien probable. La néphrectomie exposait à une fistule permanente, cachectisante.

M. Jaboulay conseilla une ponction du rein avec un gros trocart, pour évacuer le pus.

Le rein fut ponctionné trois fois : on sortit chaque fois un bon verre de pus ; le malade devint apyrétique ; le pus des urines diminua totalement, et P... put partir à la campagne.

Depuis 1908, l'état général est resté assez satisfaisant. Bien que présentant encore pyurie et pollakiurie, P... va, vient, s'alimente, et a un résultat opératoire très supérieur à celui d'une néphrectomie.

OBSERVATION XV (M. Carlier).

Néphrotomie sur rein droit ; amélioration. — Néphrectomie sur rein gauche. — Etat satisfaisant.

Jeune fille de 22 ans, qui me fut présentée en janvier 1904, pour des mictions continuelles et extrêmement pénibles.

L'amaigrissement était extrême, la malade ne pesait que 34 kilogrammes, l'appétit était nul, les urines très troubles et laissant au fond du bocal un dépôt abondant. Le rein droit était en ptose manifeste, très augmenté de volume et donnait au palper une sensation pâteuse toute particulière. On ne sentait pas le rein gauche, et la division des urines permit de constater l'absence complète du fonctionnement de ce rein. Dans ces conditions, je ne pouvais proposer qu'une néphrotomie que la famille accepta.

L'opération eut lieu le 26 janvier 1904. Le rein droit était mou, en partie détruit et présentait de grosses lésions sous forme de nombreuses petites loges purulentes qui faisaient vaguement ressembler l'organe à une éponge. J'incisai largement le rein et mis un drain dans le bassinet. Ma malade guérit et conserve depuis lors son drainage rénal. Depuis bientôt cinq ans, cette malade a une santé très satisfaisante, elle a engraissé de 14 kilogrammes et marche sans fatigue. Détail curieux : la malade n'émit plus d'urines par l'uretère après l'opération, mais les mictions étaient restées fréquentes et donnaient issue à des masses glaireuses que j'attribuai tout d'abord à des sécrétions du rein gauche dont je conseillai dès lors l'ablation. Cette deuxième opération, qui eut lieu un an après la première, me permit de constater que le rein gauche était transformé en véritable kyste uniloculaire, à contenu translucide, et dont la paroi était mince comme un parchemin. C'était bien là un des modes de guérison de tuberculose rénale par destruction complète du rein, sur lesquels M. Albarran a récemment encore appelé l'attention.

OBSERVATION XVI (M. Brisset).

Néphrectomie. — Amélioration passagère (3 ans). — Evolution fatale de la tuberculose du rein gauche, dont le méat uretéral était atteint lors de l'intervention. — Survie : 4 ans.

Jeune homme de 20 ans, dont les premiers symptômes de la maladie, très obscurs, remontaient à 4 ou 5 ans auparavant ; ces symptômes se sont traduits par des accès de fièvre, l'apparition d'urines troubles, des névralgies abdominales fréquentes et peut-être par des hématuries.

Brusquement, le malade est pris de fièvre violente sans cause occasionnelle. La température présente durant 15 jours des intermittences, mais ne tombe pas au-dessous de 39°.

M. Desnos voit à ce moment le sujet. L'examen de ses urines et les phénomènes de la miction imposent un diagnostic confirmé surtout par la constatation d'une grosse tumeur rénale descendant au-dessous de l'ombilic, douloureuse et peu mobile.

Cystoscopie rendue difficile par l'intolérance vésicale, montre cependant une vessie entièrement envahie, avec prédominance des lésions autour de l'uretère droit ; le gauche paraît également atteint.

Epreuve du bleu de méthylène satisfaisante, ainsi que la recherche des éléments minéraux de l'urine.

Dans ces conditions, M. Desnos crut devoir attendre, mais bientôt, devant la recrudescence des phénomènes aigus et la menace d'une terminaison prochaine et fatale, il se décide à faire une incision exploratrice et évacuatrice. Il découvre un rein énorme à droite et assez abaissé : l'incision de son bord convexe ne donne issue qu'à une petite quantité de pus crémeux. Dans l'impossibilité d'assurer l'évacuation du pus, le chirurgien pratique la néphrectomie.

Dès le lendemain, la température tombe et la vaste cavité laissée par l'ablation du rein se comble en quatre semaines.

Les urines conservèrent après la néphrectomie exactement la même composition qu'avant l'opération, et comme quantité et comme qualité pathologique et chimique : le pus diminua d'abondance, mais persista.

La santé générale se rétablit bientôt : le malade reprit du poids, l'appétit revint et il put pendant trois ans se livrer à un travail pénible. Malgré cela, la tuberculose du rein gauche continua à évoluer très lentement, puis sa marche s'accéléra dans le cours de la quatrième année et le malade succomba.

OBSERVATION XVII (Brisset).

Néphrotomie droite, puis néphrectomie. — Survie actuelle de 2 ans (1906), avec urines purulentes.

Il s'agit d'un malade examiné depuis longtemps par M. Desnos et dont le diagnostic était fait.

Perdu de vue depuis lors, il revient de nouveau, mais dans un état désespéré.

Pouls très faible ; urines avec teneur en urée extrêmement basses.

On perçoit dans le flanc et la région lombaire droite, non plus la tumeur constatée autrefois, mais un empâtement, avec tuméfaction se prolongeant dans la fosse iliaque. « La fluctuation était si nette, si superficielle dans l'espace coxto-iliaque, dit Desnos, que je pratiquai une incision qui me conduisit immédiatement dans un vaste foyer périnéphrétique, rempli d'urine et de pus extrêmement fétides. »

Deux gros drains furent placés jusqu'au fond du foyer, sans qu'aucune intervention fût tentée sur le rein, que je n'explorai même pas. Le malade, soutenu par des injections hypodermiques de toutes sortes, passa presque sans pouls la première journée, puis il se releva peu à peu et, huit jours après, il était hors de danger.

Néanmoins, son urine restait purulente, la fréquence des mictions était encore assez grande et, six semaines après, la température s'élevant de nouveau, une néphrectomie fut pratiquée. Le rein était caverneux, mais conservait encore une assez grande quantité de substance rénale saine.

Le malade guérit rapidement et, depuis deux ans (1906),

il reste en bonne santé apparente, bien que le rein opposé fournisse une grande quantité de pus tuberculeux.

OBSERVATION XVIII (Brisset).

Néphrectomie gauche d'urgence. — Survie de huit mois.

M. Desnos cite enfin un troisième cas analogue à celui de l'observation XVI : même lenteur de l'évolution au début, dit-il, puis apparition de phénomènes fébriles graves qui décidèrent à l'intervention.

Malgré la difficulté de l'examen vésical, on ne pouvait douter de la bilatéralité des lésions, mais la tuméfaction du côté gauche, sa sensibilité extrême, ses variations coïncidant avec les recrudescences thermiques, permettaient de localiser de ce côté les lésions, ou tout au moins les poussées aiguës.

Devant les progrès rapides et menaçants, je pratiquais une néphrectomie sur un malade extrêmement affaibli dans des conditions techniques d'ailleurs assez faciles. Les suites opératoires furent heureuses, la température tomba, moins complètement toutefois que dans les opérations que je viens de relater. (Observations XVI et XVII). Le malade se releva et retourna en province avec de l'urine encore purulente, un faux d'urée assez bas et une santé générale médiocre. Les douleurs mictionnelles disparurent, mais non la fréquence. Enfin, après huit mois d'une santé relative, le malade s'affaiblit, sans élévation nouvelle de température, et succomba.

OBSERVATION XIV (Reynaud).

Néphrectomie droite pour douleurs et mauvais état général. Etat satisfaisant 9 mois après. — Etat actuel non connu.

C... Marie, vingt-neuf ans, domestique, entre à l'hôpital Saint-Joseph le 7 août 1905.

Antécédents généraux : Héréditaires : Néant.

Antécédents personnels : Réglée à dix-neuf ans, jamais régulièrement. Pertes blanches.

Depuis l'âge de vingt ans, elle souffre de l'estomac. Douleur à peu près constante, accrue par le passage des aliments, localisée au creux épigastrique, s'irradiant dans le dos. Vomissements de sang et vomissement marc de café. Actuellement, elle souffre moins de l'estomac, mais elle a toujours de la dyspepsie et des douleurs à l'épigastre.

Souffre du côté droit depuis trois ans. Cette douleur a commencé par un point de côté, à l'hypocondre. La malade, en se tâtant, a constaté que son côté droit était plus gros et plus douloureux à la pression.

Etat actuel. — Mictions : Trois fois la nuit, six fois le jour. Elle a eu des crises de quatre ou cinq jours, pendant lesquelles elle urinait à chaque instant.

Douleur : A la fin de la miction.

Urines : Troubles avec dépôt au fond du verre.

Vessie : Sans lésions, zones urétrales normales.

Reins : Rein gauche non senti. Rein droit descend jusqu'à l'hypocondre droit. Douloureux.

Toucher urétral : Non pratiqué (hymen conservé).

Cathétérisme urétral et cystoscopie : Cathétérisme urétral gauche (côté supposé sain). Une première cueillette donne de l'urine jaune, ambrée, mais pas absolument limpide (on y trouve des globules de pus).

Toutefois, cette expérience laisse des doutes, car la quantité d'urine recueillie avant l'examen n'était que de trois à quatre centimètres cubes. Dans une nouvelle séance, on recueille une quinzaine de grammes d'urine. Elle est d'abord jaune, ambrée, mais peu abondante. On fait boire le malade, mais il faut attendre une demi-heure pour que la diurèse se produise. Elle est alors très abondante. L'urine est pâle et, après centrifugation, on y trouve des leucocytes, dont quelques-uns en amas. Il ne semble pas qu'il y ait des doutes sur la bilatéralité.

Examen bactériologique des urines : A l'examen direct Ziehl-Hauser : Pas de bacilles de Koch.

Cultures restent stériles.

Inoculation du cobaye : positive.

Epreuve du bleu de méthylène, 12 mai 1905. Injection de 5 centigrammes le 11, à dix heures et demie du matin. Le bleu apparait une demi-heure après.

Une heure après, coloration intense. L'intensité est toujours considérable jusqu'au lendemain matin huit heures et demie. A partir de ce moment, la coloration diminue. Fièvre.

Etat général : Souffre et s'affaiblit. Rien au cœur et aux poumons. Un peu de nervosisme. Poids : 52 kgr.

La bilatéralité des lésions contre-indiquait l'intervention.

Cependant, la malade insiste vivement, en raison des grandes souffrances qu'elle éprouve dans le rein.

Traitement : 13 mai 1905. — Néphrectomie droite d'abord sous-capsulaire. Après avoir fait la néphrectomie sous-capsulaire, on s'aperçoit que l'atmosphère celluleuse est atteinte et infiltrée de pus. On en fait l'ablation. Cette atmophère est adhérente au côlon et est traversée par un trajet fistuleux qui se prolonge jusqu'au côlon, avec lequel elle communique. Il y a donc communication entre les foyers tuberculeux suppurés de l'atmosphère et le côlon. Cette communication n'est pas opératoire, mais pathologique. La suture de la fistule côlique est effectuée en deux plans, après résection de ses bords, qui semblent fongueux. Pince à demeure sur le pédicule du rein.

Examen de la pièce : Poids : 165 grammes. Le pôle supérieur est rempli de cavernes et de gros tubercules caséeux. La caverne s'ouvre dans le bassinet, qui est large, épaissi et rempli de pus. Les lésions se continuent très bas sur le pédicule, qui est énorme et purulent. On n'a pas vu l'uretère. Les deux tiers supérieurs de l'uretère sont normaux et présentent une hypertrophie de la substance corticale. La capsule est très épaisse. Infiltration purulente dans son épaisseur. Vaste zone, ulcérées, dont l'une correspond à une large ulcération de la face antérieure du rein. Cette dernière a traversé la capsule et atteint le gros intestin par un trajet fongueux. Ces lésions de l'atmosphère expliquent les vives douleurs éprouvées par la malade et qui lui faisaient réclamer l'opération.

8 juillet.— La malade sort de l'hôpital. Sa plaie n'est pas complètement cicatrisée.

Urine à peine louche. — Pas d'albumine.

14 février 1906. — Lettre de la malade. — Plaie complètement fermée depuis octobre 1905. A cette époque, pesait 61 kilogrammes. Actuellement, en pèse 56. Peut travailler modérément. Ne souffre plus dans la région rénale.

Mictions : La nuit, quatre fois ; le jour, cinq à six fois, sans douleur.

Elle envoie de l'urine qui est assez trouble, avec du pus. Beaucoup d'albumine.

CONCLUSIONS

I. — Depuis 1908, l'unilatéralité des lésions dans la tuberculose rénale, n'est plus une contre-indication absolue à la néphrectomie. Plusieurs observations cliniques semblent prouver que cette opération peut être très favorable dans certaines conditions.

Dans quels cas est-on autorisé à intervenir? Telle est la question que nous avons tenté de résoudre en nous basant sur les documents nouveaux.

II. — L'on peut grouper à ce point de vue les malades en trois catégories :

1° *Les deux reins sont peu malades*. La néphrectomie est contre-indiquée.

a) On s'expose à enlever le rein le moins malade.

b) On spolie l'organisme d'une certaine quantité de tissu glandulaire utile.

2° *Les deux reins sont très malades*. L'insuffisance

du rein adelphe contre-indique la néphrectomie et ne permet que la néphrotomie ou simple ponction rénale.

3° *Un rein est très malade, l'autre peu.* C'est la classe chirurgicale par excellence. On peut la diviser en trois sous-groupes :

a) L'un des reins, le plus malade, ne compte plus au point de vue fonctionnel, mais ne constitue pas, par les complications locales ou générales qu'il engendre, un danger immédiat pour l'organisme. L'indication est très discutable ; mais nous la croyons cependant acceptable. On préférera la néphrectomie primitive à la néphrotomie suivie plus tard d'une néphrectomie secondaire.

b) Le rein le plus malade, en raison de la rétention purulente, de la fièvre, des phénomènes généraux, etc., est devenu un danger pour l'organisme. La néphrectomie est là, beaucoup plus indiquée que plus haut, et l'on ne peut guère l'attaquer.

c) Les phénomènes généraux sont tels que les malades sont dans un état de faiblesse, de cachexie très avancée ; ils deviennent presque des *nolli me tangere*. On ne peut avoir recours alors qu'à la néphrotomie ou à la ponction rénale.

III. — La néphrectomie dans la tuberculose rénale bilatérale reste toutefois une méthode palliative, non curative. Il faut maintenir et compléter le résultat obtenu par des soins complémentaires.

L'ablation du rein le plus atteint met en effet le

malade dans de meilleures conditions pour cicatriser sa lésion par un *traitement médical* approprié (hygiénique, médicamenteux ; stations balnéaires ; héliothérapie ; repos), ou par des soins locaux et de petites interventions chirurgicales.

BIBLIOGRAPHIE

ALBARRAN. — Tuberculose rénale. Diagnostic et indications thérapeutiques (*Presse Médicale*. Paris, 1905, p. 697).

— Lésion du rein du côté opposé, dans la tuberculose rénale unilatérale (*Ann. mal. org. gén. urin*. 1907.

— Indication de la néphrectomie dans la tuberculose rénale (*Revue pratique des mal. des org. gén. urin.*, mai 1908, p. 73).

BERNARD. — La néphrite hydropigène tuberculeuse (*Revue Médicale*, 15 oct. 1910).

BODDAERT. — Indications opératoires dans la tuberculose rénale (*Cong. Internat. Urol.*, Paris, 1908.

BRAUN et CRUET. — Diagnostic précoce de la tuberculose rénale. (*Annales des mal. des org. gén. urin.*, nos 19, 20, 21, 1909).

BRISSET. — Traitement de la tub. rénale bilatérale (*Thèse de Paris*, 1911).

BRONGERSMA. — Rapport sur l'intervention dans la tuberculose rénale (*Cong. internat. d'Urol.*, Paris, 1908).

CAILLAU. — Tuberculose et tuberculine (*Gaz. Hôp.*, 24 août 1909).

CARLIER. — De l'intervention chirurgicale dans la tuberculose rénale. (*Cong. internat. Urol.* Paris, 1908).

CASPER. — *Semaine médicale*, 1908, p. 288.

— Sur la tuberculose rénale (*8ᵉ Session de l'Assoc. franç. d'Urol.*, Paris, 1905).

— Über die Bedeutung der funksionellen Nierenntuersuchung (*Deut. Med. Woch.*, 17 nov. 1910).

CASTAIGNE. — Traitement médical et spécifique de la tuberculose rénale (*Journal médical français*, 1911).

— *Le livre du Médecin ; Maladies des reins*. 1912).

CASTAIGNE et GOURAUD. — La sérothérapie antituberculeuse (*Journal médical français*, 15 octobre 1910).

CASTAIGNE et LAVENAT. — Traitement médico-chirurgical de la tuberculose du rein (*Consult. méd. franç.*, fasc. 22, 1910).

CEVEY. — La tuberculine et le traitement spécifique de la tuberculose (Paris, Maloine, 1910).

CHARRIER. — Tub. bilat. du rein. Soc. anat. et pharm. de Bordeaux, 7 nov. 1907 (*Journal de méd. de Bordeaux*, nº 52, 1909).

DAVIS. — Renal tuberculosis : diagnosis and indication for operation (*Boston M. Journal*, 1908).

DELBET. — Des conditions de la curabilité de la tub. rénale (*An. franç. Urol.*, 1905-1906).

— Tub. rénale (*Ann. org. gén. urin.*, 1907, nº 12).

DESNOS. — Evolution de la tub. rénale (*Soc. méd. Paris*, 11 mars 1910.

— Indications opératoires dans la tub. rénale (*Cong. internat. Urol.*, Paris, 1908).

DESNOS et MINET. — Traité des maladies des voies urinaires (1909).

DUHOT. — Quatre nouveaux cas de néphrectomie pour tub. rénale (*Annales de la polyclinique centrale de Bruxelles*, déc. 1907.

FEDOROW. — *Cong. int. Urol.*, Paris 1908.

FENWICK. — The treatment of urinary tuberculosis (*The bristis'h medical Journal*, 2 avril 1904).

FONTANILLES, GUINARD et ROUX. — Tub. rén. bilatérale (*Loire méd.*, 1907).

GABRIELLE. — Tuberculines et tuberculinothérapie (*Th. Lyon*, 1910.

GARDNER. — Tuberculine et tuberculose génito-urin. (La Clinique, 1910).

GUISY. — Cong. internat. Urol., Paris, 1908.

HERESCO. — Intervention dans la tub. rénale (*Cong. int. Urol., Paris, 1908).*

KRÖNLEIN. — Ueber Nierentuberculose und die Resultate ihren operativen Behandlung (*Arch. fler. Klin. Chir. Berlin*, 1904).

KUMMEL. — Cong. internat. Urol., Paris, 1908.

LAMBERT. — Indic. à la néphrect. et à la néphrol. dans la tub. rénale (*Revue pratique des mal. org. gén. urin. 1907-1908*).

LANDRET. — Essai de classification clinique des tub. rén. (*Th. Lyon, 1910.*

LE CLERC-DANDOY. — Curabilité de la tub. rén. et vésicale par les moyens médicaux *(Bull. Soc. royale des Sc. médic. et natur., Bruxelles, 1910)*.

— Tub. rénale latente *(An. franç. Urol.*, Paris, 1900.

LEEDHAM GREEN. — Cong. int. Urol.

LE FÜR. — Traitement de la tub. rén. (*Rev. pratique des mal. des org. gén. urin.*, 1910.

LEGUEU. — Traité chirurgical d'Urol., 1910.

— An. franç. Urol., Paris, 1910).

LEREBOULLET. — La tuberculose en 1910 (*Paris méd.*, 7 janv. 1911).

MANTOUX. — Traitement par la tuberculine des tub. urin. (*Presse méd.*, 1910).

MARION.— Indic. thérap. dans la tub. rénale (*Journal des Praticiens*, 1898).

— Formes de la tub. rénale (*Journal des Praticiens*, 1910).

— Conduite à tenir en présence d'un malade soupçonné de tub. rénale (*Journal des Praticiens*, 1910).

— Thérapeutique Urinaire (1911, Collection Gilbert et Carnot).

NICOLICH. — Cong. internat. Urol., Paris, 1908.

NOGUÈS. — Cong. internat. Urol., Paris, 1908.

PAGÈS. — Néphrect. pour tub. rén. Indications et résultats (*Th. Lyon*, 1909).

PARDOE. — The treasquent of tuberculosis of the urinary system by the tuberculin (*The Lancet*, 1905).

PASTEAU. — Des procédés modernes d'exploration rénale (*Journal médical franç.*, 1911).

PATEL. — Vigonéphrose tuberculeuse. Néphrotomie puis néphrect. (*Lyon Méd.*, 1907).

— Deux cas de tub. rén. traités par la néphrect. (Soc. de méd. de Lyon, 1900).

PICLICKE. — Tubeckulin gegen Nierentuber Kuloro (Zeitsch für trologie, 1909).

POUSSON. — Cong. int. Urol., Paris, 1908.

RAFIN. — Cong. int. Urol., Paris, 1908.

RATHERY. — Tub. rénale (Pratique médico-chirurgicale, 1912).

RENOU. — Etude critique de l'emploi de la tuberculine dans la phtisiothérapie (*Acad. méd., 1909*).

REYNAUD. — Contrib. à l'étude de la tub. rénale (*Th. Lyon, 1906*).

ROCHET. — Chirurgie du rein et de l'uretère, Lyon, 1900.

— Quelques observations longtemps suivies de tuberculeux non opérés (*Soc. franç. Urol. Paris*, 1910).

ROCHET et V. THÉVENOT. — Tuberculose rénale bilatérale et néphrectomie (*Lyon chirurgical*, 1er mai 1912).

TEISSIER. — Cong. internat. Urol., Paris, 1908.

— Cong. de médecine interne, 1910.

Lucien THÉVENOT et BATIER. — De la bacillurie tuberculeuse (*Prov. méd.*, 1907).

Léon THÉVENOT (ROCHET et). — Tuberculose rénale bilatérale et néphrectomie (*Lyon chirurgical*, 1er mai 1912).

TUFFIER. — Tuberculose rénale (Traité Duplay et Reclus, 2e édit.).

VIGNERON. — Thèse de Paris, 1892.

WALKER. — The tuberculin treatment of triberculosis of the genito urinary organs (*The Practitioner*, mai 1908).

WILDBOLZ. — Tuberk. Kavernose Wiere (*J. méd. zu Berne*, 1907).

WRIGHT. — Le traitement de la tuberculose par les inoculations.

ZUCKERKAND. — Tub. rénale (Deutsche med. Woch. 1906). Congrès internat. Urol., Paris 1908.

TABLE DES MATIÈRES

Pages

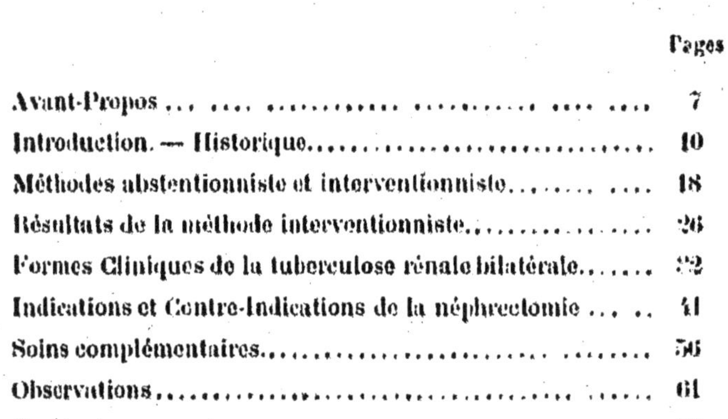

Avant-Propos 7

Introduction. — Historique........................... 10

Méthodes abstentionniste et interventionniste........ 18

Résultats de la méthode interventionniste............... 26

Formes Cliniques de la tuberculose rénale bilatérale....... 32

Indications et Contre-Indications de la néphrectomie 41

Soins complémentaires......................... 56

Observations................................... 61

Conclusions.......... 89

Bibliographie............... 93

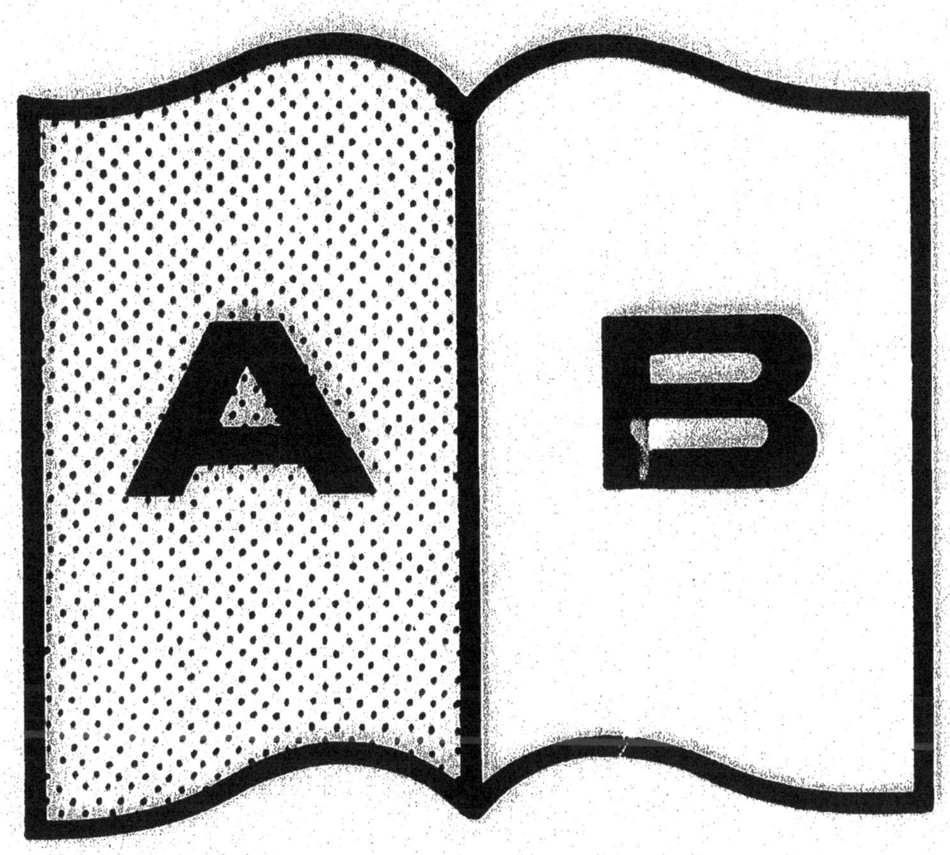

Contraste insuffisant

NF Z 43-120-14

www.ingramcontent.com/pod-product-compliance
Ingram Content Group UK Ltd.
Pitfield, Milton Keynes, MK11 3LW, UK
UKHW021228230726
13926UKWH00003B/1317